Markus Metka

Sündhaft gesund

Die sieben Todsünden im Lichte der Anti-Aging-Medizin

Das Buch zum Anti-Aging der Seele

delta X Verlag

Völlerei *(dt.)*, grykësi *(alb.)*, qliston *(aserbeid.)*, 暴食 *(chin.)*, fråds *(dän.)*, gluttony *(engl.)*, mässäily *(finn.)*, gloutonnerie *(franz* Λαιμαργία *(griech.)*, ખાઉધરાપણ *(gujarati)*, पेटूपन *(hindi)*, kegelojoh *(indon.)*, matgrædgi *(isländ.)*, golosità *(ital.)*, ghertlhuD *(klingon* golafreria *(katalan.)*, gula *(latein.)*, pākoko *(maori)*, неумéренноо *(russ.)*, frosseri *(schwed.)*, požrešnost *(slowen.)*, oburluk *(türk* glythineb *(walis.)*, **Wollust** *(dt.)*, epshi *(alb.)*, şəhvət *(aserbeid.)*, 情 *(chin.)*, vellyst *(dän.)*, lust *(engl.)*, himo *(finn.)*, luxure *(franz.)*, Λαγνε *(griech.)*, કામવાસના *(gujarati)*, कामुकता *(hindi)*, hawa nafsu *(indon.)*, gir *(isländ.)*, lussuria *(ital.)*, rojQo' *(klingon.)*, luxúria *(katalan.)*, luxu *(latein.)*, hiahia *(maori)*, Вожделение *(russ.)*, vällust *(schwed.)*, stra *(slowen.)*, şehvet *(türk.)*, blys *(walis.)*, **Trägheit** *(dt.)*, pёrtacia *(alb* tənbəllik *(aserbeid.)*, 懶惰 *(chin.)*, dovenskab *(dän.)*, sloth *(eng* laiskuudesta *(finn.)*, paresse *(franz.)*, οκνηρία *(griech.)*, આળસ *(gujarat* आलस्य *(hindi)*, kemalasan *(indon.)*, dugleysi *(isländ.)*, pigrizia *(ita* tlhaw'DIyuS *(klingon.)*, mandra *(katalan.)*, acedia *(latein.)*, mānge *(maori)*, Лень *(russ.)*, lättja *(schwed.)*, lenoba *(slowen.)*, tembellik *(türk* diogi *(walis.)*, **Zorn** *(dt.)*, zemёrimi *(alb.)*, qəzəb *(aserbeid.)*, 憤怒 *(chin* vrede *(dän.)*, sloth *(engl.)*, vihasta *(finn.)*, colère *(franz.)*, θυμό *(griech* ક્રોધ *(gujarati)*, क्रोध *(hindi)*, kemurkaan *(indon.)*, reiði *(isländ.)*, ira *(ita* QeH *(klingon.)*, ira *(katalan.)*, ira *(latein.)*, riri *(maori)*, гнев *(russ.)*, vre *(schwed.)*, jeza *(slowen.)*, öfke *(türk.)*, dicter *(walis.)*, **Habgier** *(dt* lakmia *(alb.)*, tamahkarlıq *(aserbeid.)*, 貪婪 *(chin.)*, gerrighed *(dän* covetousness *(engl.)*, ahneudesta *(finn.)*, avarice *(franz.)*, απληστ *(griech.)*, લોભ *(gujarati)*, लालच *(hindi)*, ketamakan *(indon.)*, græð *(isländ.)*, avarizia *(ital.)*, SuD *(klingon.)*, avarícia *(katalan.)*, avari *(latein.)*, apo *(maori)*, жадность *(russ.)*, girighet *(schwed.)*, pohlepc *(slowen.)*, açgözlülük *(türk.)*, trachwant *(walis.)*, **Neid** *(dt.)*, sm *(alb.)*, paxıllıq *(aserbeid.)*, 羨慕 *(chin.)*, misundelse *(dän.)*, envy *(eng* kateudesta *(finn.)*, envie *(franz.)*, φθόνο *(griech.)*, ઈર્ષા *(gujarati)*, वदि *(hindi)*, iri hati *(indon.)*, öfund *(isländ.)*, invidia *(ital.)*, ghal *(klingon* enveja *(katalan.)*, invidia *(latein.)*, hae *(maori)*, зависть *(russ.)*, avu *(schwed.)*, zavistjo *(slowen.)*, kıskançlık *(türk.)*, eiddigeddu *(walis* **Hochmut** *(dt.)*, krenaria *(alb.)*, qürur *(aserbeid.)*, 自豪 *(chin.)*, hovm *(dän.)*, pride *(engl.)*, ylpeydestä *(finn.)*, orgueil *(franz.)*, υπερηφάνε *(griech.)*, અહંકાર *(gujarati)*, अभिमान *(hindi)*, kesombongan *(indon* stolt *(isländ.)*, orgoglio *(ital.)*, petaQ *(klingon.)*, orgull *(katalan* superbia *(latein.)*, whakapehapeha *(maori)*, высокомéрие *(russ* stolthet *(schwed.)*, ošabnost *(slowen.)*, gurur *(türk.)*, balchder *(wali*

INHALT

Vorwort

Wenn wir die Anti-Aging-Medizin und ihre Entwicklungen in den letzten Jahren und Jahrzehnten verfolgen, so sehen wir eines sehr deutlich: Wir haben in der Prävention und im Bereich der Langlebigkeit einige Fortschritte erzielt. Es sind keine gewaltigen, die sich durch eine „disruptive Innovation" auszeichnen würden, also ein Durchbruch bei der Behandlung von Krebs oder eine neue Medizintechnologie, die einen Sprung nach oben in der Lebenserwartung auslösen würde. Aber die durchschnittliche Lebenserwartung ist – auch wenn es immer wieder regionale oder zeitlich begrenzte Rückschläge gibt, stetig im Steigen begriffen. Ein Lebensalter jenseits der 80 ist heute für den Durchschnitt, vor allem für Frauen, aber auch für Männer, erreichbar und – was natürlich auch sehr wichtig ist – auch bei guter Gesundheit erlebbar.

Möglicherweise aber werden wir in den nächsten Jahren noch eine ganze Reihe von technologischen Durchbrüchen erleben: in der Gentechnik und Mikrobiologie, in der individualisierten Medizin und in angrenzenden Forschungsgebieten. Manche Forscher und Visionäre wollen bereits eine deutliche Erhöhung unserer durchschnittlichen künftigen Lebenserwartung sehen, die weit jenseits von 100 Jahren liegt.

In diesem Buch wollen wir dazu ebenfalls unseren kleinen Beitrag leisten. Dabei werden wir unter anderem auch auf Faktoren eingehen, die Anti-Aging-Forscher bisher wenig beachtet haben: Sie betreffen Empfehlungen für die mentale Gesundheit („Mental-Health"), die

man auch als Ratschläge für ein „Anti-Aging der Seele"
bezeichnen könnte. Nichts schützt besser vor dem Alter,
so könnte man sagen, als eine Psyche, die jung geblieben
ist. Genau diese Jugendlichkeit im Geist kann man sich
– auch wenn man sie schon verloren zu haben glaubt –
wieder zurückerobern. Prinzipiell ist diese Umkehr, die
Rückkehr zur Jugendlichkeit im Denken, nicht schwierig. Aber man muss dafür manchmal auch gewillt sein,
in eigene Abgründe zu blicken, das heißt, metaphorisch
gesprochen, auch durch die Hölle zu gehen.
Nein, ich will Ihnen nun keinen faustischen Pakt mit dem
Teufel anbieten. Aber ich will Ihnen eines verdeutlichen:
Die Psyche ist ebenso verwundbar wie der Körper und
wenn wir uns die Worte Schillers vor Augen führen, dass
es der Geist ist, der sich den Körper formt, so sind wir
schon mittendrin im Thema: dass es nämlich nicht un-
wichtig ist, was man denkt und wie man seine Gedanken ordnet. Oder wie es die Parsen, die Anhänger einer
Zarathustra-Religion mit Ursprung in Persien, sagen: Auf
gute Gedanken folgen gute Worte und auf gute Worte
gute Taten. So gesehen haben Sie, wenn Sie Ihre Gedanken „in Ordnung" halten, schon ein gutes Fundament für
Ihre Altersprävention gelegt.

Markus Metka, im Frühjahr 2021

Warum „Anti-Aging der Seele" wichtig ist

Als junger Assistenzarzt kam ich in den 1980er-Jahren in den USA erstmals mit der beginnenden Anti-Aging-Bewegung in Kontakt. Ich war fasziniert von den neuen biotechnologischen Möglichkeiten, die gerade diskutiert wurden oder sich bereits in der Entwicklungsphase befanden. Es wurde in der Genetik über das Klonen debattiert oder in der Hormonforschung sogar über die hochriskante Gabe von Wachstumshormonen. Mit welch großem Pioniergeist und auch viel privatem Engagement in den Staaten neue Forschungsfelder bearbeitet und finanziert wurden, hinterließ bei mir bleibende Eindrücke. Als ich dann nach Wien zurückkam, sah ich, dass hierzulande noch viel Entwicklungsarbeit zu leisten war. Altersprävention und Anti-Aging waren noch kaum ein Thema. Als ausgebildeter Facharzt für Gynäkologie führte ich dann die erste Ambulanz für klimakterische Beschwerden und Osteoporose-Prophylaxe („Wechsel-Ambulanz") Österreichs an der Wiener Universitätsklinik ein. Die Nachfrage war so groß, dass die Telefonanlage der Klinik zusammenbrach. Gemeinsam mit meinen lieben Kollegen und Freunden, Dr. Tuli Haromi und Professor Dr. Johannes Huber entwickelte ich zudem eine neue Methode, um den Kinderwunsch von Paaren zu verwirklichen, bei denen der Mann nur sehr wenige und qualitativ eingeschränkte Samenzellen produziert. Die „Mikromanipulatorische Spermieninjektion" zählt heute zu einer der Standardmethoden in Kinderwunsch-Kliniken.
Zugleich begann ich meinen eigenen Weg in der Anti-Aging-Forschung einzuschlagen. Zum einen beschäftigte

ich mich als Hormonexperte nun nicht nur mehr mit dem Klimakterium der Frau, sondern auch mit dem männlichen Wechsel. Der Grund dafür lag paradoxerweise in meiner Tätigkeit als Frauenarzt. Viele meiner Patientinnen, die ich erfolgreich behandelt hatte, fragten, ob ich nicht auch ihren Partnern helfen könnte, die sich, um die 50 Jahre alt, oft müde und abgeschlagen fühlten. In dieser Zeit begann ich auch immer mehr zu erkennen, dass es einen deutlichen Zusammenhang gab zwischen Hormonstatus, Ernährung, Bewegung und Umweltproblemen. Diese Lifestyle-Faktoren, heute sagen wir, „epigenetischen" Faktoren des Alterns, machte ich immer mehr zum Thema meiner medizinischen Tätigkeit. Wie sich mittlerweile herausgestellt hat, hatte ich aufs richtige Pferd gesetzt. Denn die Forschung zeigt, wie wir noch sehen werden, dass der Lebensstil eine entscheidende Rolle im Alterungsprozess spielt. Ein Aspekt dabei ist aber noch immer unterbelichtet gewesen. Was wir in der Anti-Aging-Medizin bisher noch zu wenig berücksichtigten, war und ist die Wechselwirkung zwischen Psyche und Physis, also die Wechselwirkung zwischen Seele und Körper auf den Alterungsprozess. In diesem Buch will ich mich daher diesem Thema widmen und mich mit dem „Anti-Aging der Seele" beschäftigen. Damit sollen praktische Mittel und Wege gezeigt werden, um möglichst alt und möglichst gesund alt werden zu können.

Wenn wir uns in Folge mit den sieben Todsünden auseinandersetzen, so hat das keinen religiösen, sondern einen einfachen biologischen Grund. Der Katalog der sieben Tod- oder Wurzelsünden ist im Prinzip nichts anderes als die moralische Bewertung von basalen menschlichen

Verhaltensweisen. Genau diese werde ich anhand der Kriterien der Anti-Aging-Medizin bewerten. Dabei wird es zum Teil ähnliche, zum Teil aber auch diametral der Kirchenmoral entgegenstehende Bewertungen für das jeweilige Verhalten im Sinne der Altersprävention geben. Insgesamt, so möchte ich hier noch einmal zusammenfassen, baut die Anti-Aging-Medizin auf fünf Säulen auf:

→ Ernährung
→ Bewegung
→ Umwelt
→ Hormone
→ Spiritualität (Psychoneuroimmunologie und Soziale Beziehungen)

Auch wenn bei der nun folgenden Analyse der „sieben Todsünden" die spirituellen Überlegungen der Anti-Aging-Medizin, das „Anti-Aging der Seele" im Mittelpunkt stehen, werden auch alle anderen Säulen der Anti-Aging-Medizin angesprochen werden. Deshalb beginne ich die Untersuchung der sieben Todsünden auch nicht wie im kirchlichen Kanon mit dem Hochmut, sondern stelle die Völlerei an erste Stelle, da für individuelle Anti-Aging-Therapien die Ernährung einen wesentlichen Einflussfaktor darstellt. Dabei werden wir sehen, dass nicht nur das „Zuviel", sondern auch das „Zuwenig" aus Sicht der Altersprävention Lebensjahre kosten und zu einem „Pro-Aging-Faktor" werden kann. Fress-„Sucht" und Mager-„Sucht" zeigen dann bereits den Ansatzpunkt, wo Genuss in Krankheit umschlagen kann.

Bei der Bewertung der „Wollust", der zweiten „fleischlichen Sünde", werde ich zu einer eindeutig anderen Bewertung als die Kirche gelangen. Eingehen werde ich aber auch auf die „Pornografie- und Internetsexsucht", die die WHO jetzt als Krankheitsbild anerkannt hat und dabei die Rolle der stoffungebundenen Süchte beleuchten. Bei der Todsünde der Trägheit werde ich auf die vielfältigen körperlichen Ursachen hinweisen, die hinter dem Phänomen der Trägheit versteckt sein können und den Wert der Bewegung als Anti-Aging-Faktor hervorheben.

Beim Zorn wird gezeigt werden, inwieweit dabei das vegetative Nervensystem, die Dysbalance des aktivierenden Sympathikus' und des deaktivierenden Parasympathikus' eine Rolle spielt. Bei Geiz und Habsucht werde ich Phänomene der Angst und des Kontrollverlustes darstellen und diese erläutern, aber auch Phänomene der Schönheit und der Hässlichkeit.

Beim Neid werde ich den Unterschied zwischen „weißem" und „schwarzem" Neid analysieren und die enormen sozialen, aber auch individuellen Risiken aufzeigen. Zum Abschluss wird der Hochmut behandelt, der durch die Neigung zur Selbstüberschätzung unter Umständen eine tödliche Gefahr darstellen kann.

Zur Biologie der Sünde

Wenn sich ein Mediziner mit der Sünde beschäftigt, muss er sich die Frage gefallen lassen: Seit wann ist die menschliche Verfehlung ein Thema der Medizin? Und wenn schon Sünde – warum dann gerade die berühmten sieben: Hochmut (superbia), Habgier (avaritia), Wollust (luxuria), Zorn (ira), Völlerei (gula), Neid (invidia) und Trägheit (acedia)?

Den Begriff der Sünde wird man in Lehrbüchern der Medizin vergeblich suchen. Dennoch, so die These dieses Buches, erhellt die Auseinandersetzung mit traditionellen Lasterkatalogen Zusammenhänge. Auch heute noch.

Im Prinzip geht es aus der Perspektive der Vorsorgemedizin, auch in der Auseinandersetzung mit den Todsünden, um Gesundheit – sowohl um die körperliche als auch die mentale. Wie man weiß, wird Gesundheit von der World Health Organization (WHO) nicht nur mit der Abwesenheit von Krankheit definiert, sondern als ein Ideal, das biologisches, psychisches und soziales Wohlbefinden miteinschließt. Gesundheit, so könnte man sagen, ist aus dieser Perspektive ein schier unerreichbarer Zustand.

Das Konzept der sieben Todsünden werden wir daher nicht in einem theologischen Zusammenhang erörtern. Es geht nicht um Höllenstrafen im Jenseits, die die Sünder erwarten. Es geht um ein gelingendes Leben im Diesseits. In diesem Sinne stelle ich mich in eine Reihe von Autoren, die Todsünden als Verhaltensweisen wahrnehmen, als einen Katalog von Lastern und Leidenschaften betrachten, die den Aspekt der Selbstschädigung beinhalten können.

Damit könnte man als Präventionsmediziner mit dem Spezialgebiet des Anti-Agings nun auch als „Spaßbremse" wahrgenommen werden. Der Ruf: „Kehren Sie um!" hat aber seine Berechtigung auch als Präventionsmediziner, insofern man Patienten behandelt, deren Lebensstil nicht nur Spaß machte, sondern auch krank. Auf der anderen Seite zeigt die Medizin natürlich auch, dass die Sünde nicht nur krank macht, sondern auch Ausdruck von Gesundheit, Glück, Lust und Lebensfreude sein kann. Ein Gelage mit Freunden, ein Liebesabenteuer, aber auch das Streben nach Macht, Reichtum und Erfolg können durchaus befriedigend sein und als Ausdruck eines gelingenden und guten Lebens angesehen werden.

Der Mensch ist nicht nur Körperlichkeit, sondern, so wie Schiller es eben sagte: „Es ist der Geist, der sich den Körper formt." Gedanken führen zu Handlungen – im positiven wie im negativen Sinne. Wie tugendhaft man als Mensch aber auch sein will: Das Somatische, die Körperlichkeit, letztlich die evolutionär geformte Biologie des Menschen, fordert ihren Tribut, immer wieder. Denn nicht weit entfernt vom Denken flüstern die Gene.

Als der Genetiker John Medina im Jahr 2000 ein Buch über die Biologie der Sünde vorlegte[1], war der Optimismus noch groß, dass man anhand der genetischen Prädisposition bald Aussagen über Charakter und Verhalten von Menschen würde machen können. Gerade eben erst hatte Craig Venter das Genom des Menschen entschlüsselt.

1 Medina. 2000

Manche Visionäre glaubten schon, nur noch eine Haares-
breite davon entfernt zu sein, über die Gene auch individuelles Verhalten entschlüsseln zu können. So wollte
man sowohl die Veranlagung für bestimmte Krankheiten, über Diabetes, Krebs bis hin zu seltenen Darmer-
krankungen, aber auch für sexuelle Präferenzen aus den
Genen vorhersagen können. Die Visionen der Forscher
haben sich aber bis jetzt nicht erfüllt. Je nach Standpunkt
kann man das bedauern oder auch begrüßen. Einerseits
wäre eine exakte Vermessung des Menschen via Gentests
extrem hilfreich. Man könnte viel exakter und zielgerich-
teter medizinische Hilfe entwickeln. Andererseits wäre
auch ein hoher Regulierungs- und Datenschutzbedarf
gegeben. Prädispositionen können ja auch Aus- und Ein-
schließungsgründe für die Teilnahme am gesellschaftli-
chen Leben darstellen. Stellen Sie sich nur vor, dass Sie
laut Gentest als ein potenzieller Straftäter dastehen würden, für den die Wahrscheinlichkeit eines kriminellen
Daseins deutlich erhöht wäre. Was, wenn Regierungen
Sie dann aus lauter Prävention in Schutzhaft nähmen, beziehungsweise Ihnen die Auflage erteilen würden, sich
regelmäßig bei der Polizei zu melden?
Diese dystopischen Entwicklungen sind uns zum Glück
erspart geblieben und eine so verstandene Prävention
aufgrund der genetischen Prädisposition wäre wohl auch
meilenweit am Kern der Sache vorbei. Gezeigt hat uns das
die Epigenetik. Heute weiß man, dass die individuellen
Gensequenzen, also der jeweils eigene Genotypus, wenig
über die Ausprägung des Phänotypus aussagen müssen.
In anderen Worten ausgedrückt heißt das, dass Menschen, auch wenn sie wie eineiige Zwillinge mit identem

genetischen Material ausgestattet sind, nie von vornherein dieselben Gene aktiviert oder deaktiviert haben müssen. So können von Geburt an getrennt lebende Zwillinge trotz völlig gleicher Genausstattung epigenetisch unterschiedlich sein und andere Gene ein- oder abgeschaltet haben und eben auch völlig andere Verhaltensweisen oder Krankheitsschicksale entwickeln. Der eine raucht, der andere nicht. Der eine heiratet und gründet eine Familie, der andere lebt allein. Der eine entwickelt psychische Probleme, der andere nicht. Der eine entwickelt Herz-Kreislauf-Erkrankungen, der andere nicht, auch wenn beide dieselbe Veranlagung dazu hatten. Der eine wird straffällig, der andere nicht. Gene und Umwelt stehen in einem permanenten Wechselspiel. Das heißt, ob bestimmte Veranlagungen schlagend werden, hängt stark vom persönlichen Lebensstil und der Umwelt ab, in der wir leben. Das Match „Anlage versus Umwelt" steht daher wieder einmal unentschieden.

Wie aber steht es dann mit der Biologie der Sünde? John Medina hat dafür eine recht belastbare Interpretation vorgeschlagen. Man könne zwar im Einzelnen aus unserer genetischen Disposition nicht herauslesen, wie wir uns im Laufe des Lebens entwickeln werden. Aber andererseits ist der Mensch durch seine evolutionäre Entwicklung mit einem Set an Verhaltensweisen ausgestattet, die – sündhaft hin oder her – für das Überleben notwendig waren und in bestimmten Situationen auch immer noch sind. Hier kommt der berühmte Säbelzahntiger ins Spiel. Wer nicht wegspringt oder sich erfolgreich versteckt, ist des Todes. Man könnte es noch eindringlicher formulieren. Wir heute Lebenden sind die Nachkommen der

Überlebenden – also gerade derjenigen Ahnen, deren Instinkte (und späteres Denkvermögen) besonders gut ausgeprägt waren. Die anderen wurden Teil der Nahrungskette. Was hat das nun mit der Sünde zu tun? Evolutionär betrachtet, so sagt es der Biologe Medina, sei die Sünde überlebensnotwendig. Denn im Prinzip würden in den Verhaltensweisen, die als sündhaft geächtet werden, nichts anderes als grundlegend biologische Mechanismen wirksam. Bevor wir uns den sieben Todsünden im Detail widmen, sei daher eine Erkenntnis vorausgeschickt: Die Evolutionsbiologie geht davon aus, dass die sieben Todsünden moralische Bewertungen von menschlichen Verhaltensweisen sind. Hochmut, Zorn, Neid, Wollust oder Trägheit sind unter anderem deshalb nicht ausgestorben, weil die ihnen zugrundeliegenden (Sexual-) Triebe, Angst-, Kampf-, Flucht- und Totstellreaktionen – sozusagen zum anthropologischen Inventar des Menschlichen, manchmal eben allzu Menschlichen zählen und unter gewissen Umständen auch für Überlebensvorteile in der Evolution verantwortlich waren.

Diese Interpretation ist einleuchtend, wenn man sich wieder die berühmte Situation mit dem Säbelzahntiger vorstellt: Wer sich nicht blitzschnell in Sicherheit bringen konnte, wurde selbst zur Mahlzeit und hatte keine Chance mehr auf Weitergabe seiner Gene.

Evolutionsbiologisch betrachtet hatten also grundlegende Verhaltensweisen, die irgendwann einmal als sündhaft, also verwerflich eingestuft worden waren, Menschen Überlebensvorteile gebracht. Das könnte uns zu der falschen These führen, dass „die Sünde" überlebensnotwendig sei. Diese sozialdarwinistische Interpretation

ginge aber gleichfalls am Kern der Sache vorbei. „Sündhaftes" Verhalten beschreibt eher ein Verhalten, bei dem
der Gebrauch der Lüste aus dem Ruder zu laufen droht.
Unsere Biologie, unsere Gene, unsere Hirnphysiologie,
Hormone und Neurotransmitter bestimmen unser Fühlen und Verhalten mit.

Als Molekularbiologe und Gehirnforscher stellte sich Medina daher die nicht uninteressante Aufgabe, die Biologie
der sieben Todsünden zu erklären. Sein auch heute noch
lesenswertes Buch verfolgt den Ansatz: Bevor bestimmte Verhaltensweise normativ bewertet werden, lohnt es
sich, die darunter liegenden biologischen Mechanismen
zu beleuchten. In seinem Narrativ wandelt Medina dabei auf Dantes Spuren. So wie der Renaissance-Dichter in
der „Divina Comedia", der göttlichen Komödie, besucht
auch Medina das „Purgatorium" – den Läuterungsberg –
wo Sünder im Jenseits für Hochmut, Zorn & Co zu büßen
haben.

Jede Todsünde hat Medina daher einem bestimmten biologischen Mechanismus gewidmet. Bei Wollust etwas
analysiert er die komplexen Vorgänge der „sexuellen Er-
regbarkeit", bei Zorn analysiert er die Mechanismen der
Aggression, bei Trägheit jene des zirkadianen Rhythmus
von Wachen und Schlafen.

Ganz allgemein könnte man sagen: Unsere Zentren für
Emotionalität und blitzschnelles Reagieren-Können mit
Kampf, Flucht oder Totstellen sind in den evolutionär
betrachtet ältesten Hirnregionen angelegt. Lieber einmal
zu oft aus Angst vor einem Rascheln im Gebüsch zur Seite springen, lieber einmal zu oft den vorsichtigen Überle-
bensmodus wählen, als heldenhaft Teil der Nahrungskette

zu werden. Denn nur wer überlebte, konnte später am Lagerfeuer davon erzählen – eventuell auch ausgeschmückt mit poetischen Heldenepisoden, damit auch gleich die richtigen Zuhörerinnen an den Lippen des Erzählers hingen. Manche Evolutionsbiologen vertreten auch die These, dass sich das Liebesleben am Lagerfeuer entschied und Frauen Männer nicht nur nach Status und Statur, sondern ihre „Helden" auch anhand ihrer narrativen Fähigkeiten wählten. Mit dabei waren beim abendlichen Balzen – eine Investition in die Weitergabe der eigenen Gene – aber nur diejenigen, die vielleicht auch einmal zu oft blitzschnell und voller Angst zur Seite gesprungen waren. Evolutionär war die Angst, die heute meistens nur mehr als Störfaktor betrachtet wird, also ein durchaus überlebensnotwendiges Gefühl.

Im Stammhirn, also in den ältesten Hirnregionen, beginnt der Übergang vom Tier zum Menschen. Erst in den evolutionär jüngeren Hirnregionen der Großhirnrinde können Informationen kognitiv reflektierend, langsam und überlegt weiterverarbeitet werden.

Im Moment von Angst und Panik ist die Großhirnrinde aber (so gut wie) blockiert. Die schnelle Reaktion auf „gefährliche" Sinneseindrücke übernimmt das Stammhirn und das limbische System, bei Angst vor allem die Amygdala. Innerhalb von Sekundenbruchteilen lassen neue und unheimliche Sinneseindrücke von Augen, Ohren, Nase oder Haut im Körper einen Cocktail aus Neurotransmittern und Hormonen explodieren. Man ist zur Seite gesprungen, bevor man das überhaupt bewusst wahrgenommen hat. Das Herz klopft noch bis zum Hals, aber zum Glück war es nur ein Windstoß und keine

Königskobra. Erst im Modus des Reflektierens können Stress-Situationen dann besser verarbeitet werden – und beispielsweise Strategien erarbeitet werden, wie man sich vor Schlangen oder Säbelzahntigern besser schützt. Dieses „schnelle Denken", in unseren Instinkten als eilige und überlebensnotwendige Abkürzung geparkt, kann uns freilich auch zum Stolpern bringen. Darauf hat der Wirtschaftsnobelpreisträger Daniel Kahneman in seinem Buch „Schnelles Denken, langsames Denken" hingewiesen.[2] Prinzipiell, so Kahneman, sind wir fähig, in jedem dieser beiden Modi zu denken. Das schnelle Denken verläuft dabei mehr oder weniger automatisch, also instinkthaft, emotional und unbewusst. Das langsame Denken hingegen arbeitet logisch, kann Irrtümer erkennen und Fehler ausmerzen. Langsames Denken ist strategisch, gewissenhaft und „step by step". Mit dieser Fähigkeit haben Menschen immer wieder große Entdeckungen gemacht und diesem Ideal folgt auch das wissenschaftliche System. Dieser Denkmodus – rational, abwägend und darauf bedacht, ein logisches halt- und überprüfbares Ergebnis zu erhalten – hat aber auch genau einen massiven Nachteil: Er ist langsam, anstrengend – und selten aktiv. Wir sind im Besitz dieser Fähigkeiten, aber durchaus in Hörweite erzählen uns unsere Gene eine andere Geschichte. Wenn wir uns unter diesem Aspekt die Entstehungsgeschichte der „sieben Todsünden" anschauen, dann begeben wir uns auf eine spannende Entdeckungsreise zu den Wurzeln unseres Denkens und Fühlens. Denn

....

2   Kahneman. 2012

Verhaltensweisen, die als sündhaft beschrieben werden, haben eben auch einen tiefen biologischen, sozusagen „instinktiven" Hintergrund. Und dass sie bis heute nicht verschwunden sind, sie geradezu zum Inventar des menschlichen Verhaltens zählen, zeigt, dass sie zum Überleben notwendig waren. Unsere heutige Umwelt stellt nun aber neue Fallen bereit, in die wir hineintappen können.

In den folgenden Kapiteln über die sieben Todsünden werden wir immer wieder genau an diesen Umstand erinnern.

Eines sollten wir uns aber auch immer wieder vor Augen führen: Die Zeiten haben sich geändert. Der Säbelzahntiger ist ausgestorben. Wir leben nicht mehr als Jäger und Sammler, die abends am Lagerfeuer sitzen. In unserer hochtechnisierten Umwelt sind viele instinktive Reaktionen nicht mehr situationsadäquat. Dieses Spannungsverhältnis wird umso deutlicher, wenn wir uns den sieben Todsünden aus Sicht der Präventions- und Anti-Aging-Medizin nähern. Dazu wollen wir aber zuerst eine kleine Zeitreise unternehmen und uns in die ägyptische Wüste zur Zeit des spätantiken vierten Jahrhunderts begeben.

Wie spätantike Hippies die Sünde erfanden

Die Wüste ist an sich eine unwirtliche Gegend. Normalerweise will man sie nur durchqueren, sie ist so gesehen ein notwendiges Übel, das zu überwinden ist, um von A nach B zu kommen. Die Wüste aber ist für Einige auch Symbol der Askese, des Widerstands und des Neuanfangs. Wer dorthin geht und sich dort niederlässt, will etwas verändern, will anders leben, sich unter Umständen reinigen und innere Kämpfe ausfechten.

Im vierten Jahrhundert entwickelte sich im ägyptischen Nildelta, in Nitria, rund 70 Kilometer südöstlich von Alexandria, einem wirtschaftlichen Hotspot der Spätantike, eine neue Bewegung der Freude an Spiritualität und Askese[3]. Hunderte, ja tausende Menschen, in der Regel Männer, zog es in die ägyptische Wüste. Eine neue Spiritualität, Sinnsuche und ein neuer Glaubenseifer waren ausgebrochen. Im Römischen Reich war ein paar Jahre zuvor das Christentum zugelassen worden. Christen wurden nicht mehr verfolgt, sondern durften nun ihren Glauben frei praktizieren. Für einige Anhänger hatte diese neue Situation aber ihrer Meinung nach auch unerwünschte Effekte mit sich gebracht. Einigen Anhängern erschien der Glaube lau zu werden. Ein Grund dafür war, dass durch den Wegfall der Verfolgung auch eine Normalisierung des Glaubenslebens eingetreten war. In Nitria, wohin sich die Sinnsuchenden, Spirituellen und Eremiten zurückgezogen hatten, wollten sie nun in der Einsamkeit

....

3   vgl.: Zander. 2001

22

wieder ihre Spiritualität fundieren und über das wahre gottgefällige Leben nachdenken und es auch zu führen versuchen. Dafür suchte man dezidiert die Abgeschiedenheit, lebte aber auch im Verbund und das nicht ohne Grund: Der Nachschub an Nahrung und Gegenständen des Alltags musste funktionieren, oder anders gesagt: Wer diese Abgeschiedenheit wählte, brauchte auch Glaubensbrüder oder -schwestern, die einen versorgten. So wurde Nitria nicht nur zu einem Magneten für eine Vielzahl von sinnsuchenden Menschen. Auch Kaufleute und Handwerker siedelten sich in der immer größer werdenden Eremitage an. Fast könnte man sich Nitria wie den Hort einer ersten Hippiebewegung vorstellen, deren Mitglieder in der Wüste nach dem Sinn des Lebens forschten. So manche „Wüstenväter", wie diese frühen Mönche auch genannt wurden, hatten dieses Leben allerdings auch aus eher profanen Gründen gewählt. Als Eremit konnte man untertauchen und so der Steuer und den römischen Behörden entgehen.

Man könnte sagen, eine neue Gegenbewegung war entstanden, in der Menschen nicht mehr nach mehr Reichtum, Macht und Erfolg suchten, sondern sich selbst, ihre Spiritualität und das Eins-Sein mit dem Universum und dem Göttlichen entdecken wollten.

Für diese Suchenden habe ich viel Verständnis. Denn ihre Situation erinnert mich an andere spirituelle Ereignisse, aber auch an meine eigene Suche zur Zeit der Hippiebewegung in 1968er Jahren. Während meine Elterngeneration fast ausschließlich an den materiellen Dingen interessiert war, an wirtschaftlichem Aufbau, neuem Haus mit Garten, großem und noch größerem Auto und

Urlaub im Süden, wollten viele Kinder der (nun) wohlhabenden und gebildeten Eltern die Freiheit, die Spiritualität und sich selbst finden. Erlauben Sie mir hier einen kleinen privaten Einblick zu geben: Auch ich unterbrach für ein Jahr mein Medizinstudium und bin nach Indien gefahren, um nach unglücklicher Liebe auf der Suche nach mir selbst durch das Land zu trampen und zu meditieren. Viel wichtiger aber ist, dass es auch die Beatles nach Indien zog und ihre Suche nach Spiritualität in ihrer Musik die Jugend rund um die Welt begeisterte. Auch Woodstock, das legendäre Festival der Hippiebewegung wurde regelrecht zu einem Mythos. Hunderttausende strömten zu dem kleinen Festivalort, in dem die Popgrößen der Zeit im Regen auftraten („let the sun shine in"), von Ravi Shankar, Arlo Guthrie, über Joan Baez, Santana, Janis Joplin bis hin zu Jimi Hendrix. In der Antike war die Suche nach Spiritualität freilich nicht nur auf die ägyptische Wüste beschränkt. Um sich in Glaubenseifer und Spiritualität zu beweisen, gab es auch an anderen Orten Menschen, die sich in Meditation und Kontemplation übten. In Indien etwa lebten manche Gurus über Jahre zurückgezogen und meditierten dermaßen in Ruhe, dass Vögel in ihrem Haar nisten konnten, hieß es. Auch das Kumbh Mela, das größte Glaubensfest der Hinduisten, an dem heutzutage oft mehr als 30 Millionen Menschen teilnehmen, soll schon zur Zeit der ägyptischen „Wüstenväter" stattgefunden haben. Beim Kumbh Mela, das 2017 von der UNESCO zum immateriellen Weltkulturerbe erklärt wurde, wird der Unsterblichkeit und der spirituellen Reinigung gehuldigt. Legendenhaft ist der Ursprung dieses heute größten

Pilgerfestes der Welt. Am Anfang der Zeit sollen Götter und Dämonen um einen Krug, gefüllt mit dem Nektar der Unsterblichkeit, „Amrita", gekämpft haben. Vier Tropfen fielen dabei auf Indien. An diesen Stellen entstanden die Städte Allahabad (früher: Prayagraj), Haridwar, Ujjain und Nashik. Abwechselnd wird dort nun alle drei Jahre das Kumbh Mela, das „Krugfest" veranstaltet, an dem das lokale Flusswasser eine besonders mystisch-reinigende Wirkung zeigen soll. Wer zu den astrologisch exakt berechneten Festtagen in die Fluten des Ganges, Yamuna oder Shipra steigt, wandelt an den Grenzen zu Raum und Zeit, heißt es. Einer dieser Tage ist etwa der Mauni Amavashya, ein Neumondtag im Jänner. Dann fließen in Allahabad nicht nur die Flüsse Ganges und Yamuna zusammen, sondern die Fluten vereinen sich zudem mit dem unterirdischen mythologischen Fluss Sarasvati. Gläubige und Asketen nehmen so ein Bad im Unsterblichkeitsnektar Amrita, und können sich so besonders gut ihr Karma reinigen, sprich all ihre Sünden abwaschen.

Diese Spiritualität wird damals wie heute als eine Gegenbewegung zu den „nur an den materiellen Dingen der Welt Interessierten" aufgefasst und begeistert nicht nur die indisch-hinduistische Bevölkerung, sondern auch Hollywood-Schauspieler, oder die neuen Eliten im Mekka des Fortschritts, im kalifornischen „Silicon Valley". Startup-Betreiber, Hollywood-Größen oder Topmanager von Google, Facebook & Co meditieren dort friedlich vereint und suchen nach sinnstiftenden Erlebnissen. Als ich vor einigen Jahren am Kumbh Mela teilnahm, nächtigte neben mir in einer bescheidenen Unterkunft auch Richard Gere. Eine bunte Vielfalt also, gestern wie heute.

Spiritualität, Yoga, Meditation & Co zählen mittlerweile ja zum guten Ton. Weltweit schießen spirituelle Festivals nur so aus dem Boden. Viele Menschen nehmen daran vielleicht auch der Unterhaltung wegen teil oder weil es chic ist. Das mag früher nicht anders gewesen sein. Unter den Sinnsuchenden am Ganges oder in der ägyptischen Wüste der Spätantike gab es freilich auch äußerst ernsthafte und geniale Menschen, die später zum Teil als regelrechte Gurus oder Heilige verehrt wurden. Einer davon war Evagrius Ponticus (ca. 345–399), ein aus reichem Hause stammender Alexandriner, von dem viele Meditationen über die „8-Lasterlehre" überliefert sind[4]. Sie standen dann Pate für die Lehre von den sieben Todsünden. So wie New York der Hotspot der heutigen Welt ist, so war es auch Evagrius' Heimatstadt Alexandria in der Antike. Sie war ein antikes Handelszentrum, ein pulsierendes Zentrum für Wirtschaft und Kultur. Evagrius hatte eine unglückliche Liebesgeschichte dazu gebracht, aus seinem materiell sorgenfreien Leben auszusteigen und als Eremit in die Wüste zu gehen. Dort wollte er in Exerzitien ergründen, wie es ihm möglich wäre, seine Spiritualität zu erneuern und dem Göttlichen näher zu kommen. Von ihm wird gesagt, dass er nach zwei Jahren Nitria verließ, weil es ihm dort „zu laut" geworden war. Er zog weiter in Richtung Süden, nach Kellia, einer kleineren Eremitage, wo insgesamt nicht mehr tausende, sondern nur ein paar hundert Eremiten gleichzeitig lebten. Ihre Siedlung wurde erst im 20. Jahrhundert von Archäologen entdeckt.

---

4 Ponticus. 2007

In Kellia war es leiser und die Ruheordnung leichter einzuhalten. Um gegen Überfälle marodierender Gruppen besser gewappnet zu sein, waren die einzelnen Lehmhütten schon in Gruppen angeordnet und mit Mauern umgeben, was bereits wie ein Kloster anmutete.

Dort in Kellia und vorher in Nitria hatte Evagrius die Grundlagen für den berühmten Lasterkatalog gelegt, der dann, mit einigen Modifikationen durch Papst Gregor den Großen (540–604) als die sieben Todsünden (genauer: als die sieben Wurzelsünden) Eingang in das Regelwerk der römisch-katholischen Kirche fand.

Wenn wir uns im Folgenden mit den Lastern und Todsünden beschäftigen werden, werden wir immer auch einen Blick zurück zu den Wüsteneremiten werfen. Sie geben einen spannenden Einblick in eine scharfe Analyse des menschlichen Verhaltens, die uns auch heute noch zum Nachdenken anregen kann.

Völlerei (dt.), grykësi (alb.), qliston (aserbeid.
暴食 (chin.), frådseri (dän.), gluttony (engl.
mässäily (finn.), gloutonnerie (franz.), Λαιμαργί
(griech.), ખાઉધરાપણ (gujarati), पेटूपन (hindi
kegelojohan (indon.), matgrædgi (isländ.), golosit
(ital.), ghertlhuD (klingon.), golafreria (katalan.
gula (latein.), pākoko (maori), неумéренност
(russ.), frosseri (schwed.), požrešnost (slowen.
oburluk (türk.), glythineb (walis.), Völlerei (dt.
grykësi (alb.), qliston (aserbeid.), 暴食 (chin.
frådseri (dän.), gluttony (engl.), mässäily (finn.
gloutonnerie (franz.), Λαιμαργία (griech.
ખાઉધરાપણ (gujarati), पेटूपन (hindi), kegelojoha
(indon.), matgrædgi (isländ.), golosità (ital.
ghertlhuD (klingon.), golafreria (katalan.
gula (latein.), pākoko (maori), неумéренност
(russ.), frosseri (schwed.), požrešnost (slowen.
oburluk (türk.), glythineb (walis.), Völlerei (dt.
grykësi (alb.), qliston (aserbeid.), 暴食 (chin.
frådseri (dän.), gluttony (engl.), mässäily (finn.
gloutonnerie (franz.), Λαιμαργία (griech.
ખાઉધરાપણ (gujarati), पेटूपन (hindi), kegelojoha
(indon.), matgrædgi (isländ.), golosità (ital.
ghertlhuD (klingon.), golafreria (katalan.
gula (latein.), pākoko (maori), неумéренност
(russ.), frosseri (schwed.), požrešnost (slowen.
oburluk (türk.), glythineb (walis.), Völlerei (dt.
grykësi (alb.), qliston (aserbeid.), 暴食 (chin.
frådseri (dän.), gluttony (engl.), mässäily (finn.

Völlerei

Fresssucht

„Allzu viel ist ungesund"
„Völlerei bringt Buhlerei, Buhlerei bringt Buberei"

Völlerei (dt.), grykësi (alb.), qliston (aserbeid.
暴食 (chin.), frådseri (dän.), gluttony (engl.
mässäily(finn.),gloutonnerie(franz.),Λαιμαργία
(griech.), ખાઉધરાપણ (gujarati), पेटूपन (hindi
kegelojohan(indon.),matgrædgi(isländ.),golosità
(ital.), ghertlhuD (klingon.), golafreria (katalan.
gula (latein.), pākoko (maori), неумéренность
(russ.), frosseri (schwed.), požrešnost (slowen.
oburluk (türk.), glythineb (walis.), Völlerei (dt.
grykësi (alb.), qliston (aserbeid.), 暴食 (chin.
frådseri (dän.), gluttony (engl.), mässäily (finn.
gloutonnerie (franz.), Λαιμαργία (griech.
ખાઉધરાપણ (gujarati), पेटूपन (hindi), kegelojoha
(indon.), matgrædgi (isländ.), golosità (ital.
ghertlhuD (klingon.), golafreria (katalan.
gula (latein.), pākoko (maori), неумéренность
(russ.), frosseri (schwed.), požrešnost (slowen.
oburluk (türk.), glythineb (walis.), Völlerei (dt.
grykësi (alb.), qliston (aserbeid.), 暴食 (chin.
frådseri (dän.), gluttony (engl.), mässäily (finn.
gloutonnerie (franz.), Λαιμαργία (griech.
ખાઉધરાપણ (gujarati), पेटूपन (hindi), kegelojoha
(indon.), matgrædgi (isländ.), golosità (ital.
ghertlhuD (klingon.), golafreria (katalan.
gula (latein.), pākoko (maori), неумéренность
(russ.), frosseri (schwed.), požrešnost (slowen.
oburluk (türk.), glythineb (walis.), Völlerei (dt.
grykësi (alb.), qliston (aserbeid.), 暴食 (chin.
frådseri (dän.), gluttony (engl.), mässäily (finn.

Die Völlerei gilt als eine „Sünde des Fleisches" und spielt in der Anti-Aging-Medizin eine wichtige Rolle als Risikofaktor. Bei der Einführung der Völlerei als Todsünde, so werden wir später noch sehen, stand der Gedanke im Mittelpunkt, dass alles Körperliche vom spirituellen Erleben abhalten kann. Das mag in gewisser Weise auch heute noch seine Richtigkeit haben und so wir daran glauben, müsste unsere Gesellschaft heute eine eher geringe Spiritualität aufweisen. Denn ungefähr seit Mitte des 20. Jahrhunderts hat die Völlerei eine völlig neue Dimension gewonnen. Adipositas ist zur gefährlichsten und lebensverkürzendsten Pandemie weltweit geworden und stellt heute einen der bedeutendsten Pro-Aging-Faktoren dar. Insgesamt gelten rund zwei Milliarden Menschen weltweit als übergewichtig. Fast ein Drittel davon, also rund 600 Millionen Menschen, sind adipös, das heißt fettleibig. Insofern wir die mit Übergewichtigkeit einhergehenden Begleiterkrankungen einrechnen, kann der Begriff der „Völlerei als Todsünde" also als pointierte und mit Nachdruck vorgetragene Handlungsempfehlung angesehen werden, dieses Verhalten zu überdenken und es gesünder zu gestalten.

Die Krankheitsrisiken von jahre- und jahrzehntelangem Übergewicht lesen sich jedenfalls wie ein Who's who der Zivilisationskrankheiten: Diabetes, nichtalkoholische Fettleber, Herzkreislauferkrankungen, Alzheimer, Osteoporose und letztlich auch Krebs. Die Jahre, die wir an Lebenserwartung durch den medizinischen Fortschritt gewonnen haben, werden heute durch die Folgen der Völlerei schon wieder reduziert. Dabei sind es vor allem die stillen Entzündungsprozesse, die ausgehend vom Fettgewebe am und im Bauchraum, ein Altern im Zeitraffer hervorrufen. Das Risiko eines frühzeitigen Todes steigt jedenfalls mit zunehmendem Gewicht steil und stetig an. Bei Menschen mit starkem Übergewicht liegt das Risiko eines Todes vor dem 70. Lebensjahr deutlich erhöht gegenüber den Normalgewichtigen bei 50 Prozent. Insgesamt kann Fettleibigkeit also eine Lebensverkürzung von zehn und mehr Jahren mit sich bringen. Von der Fettleibigkeit sind mittlerweile nicht nur Industriestaaten betroffen, insbesondere die USA, sondern auch die Dritte und die Vierte Welt. Die meisten Menschen etwa, die über 300 Kilogramm wiegen, leben in Mexiko. „Western Food", also eine geradezu süchtig machende Ernährungsgewohnheit mit zu viel Fleisch, fetten Pommes und besonders zuckerhaltigen Getränken, ist eine Hauptursache davon.

Aus den Forschungen zur Lebenserwartung wissen wir aber auch eines: Unter Hochbetagten und besonders Langlebigen finden sich so gut wie nur schlanke und superschlanke Menschen. „Kalorienrestriktion", also die Empfehlung „Schmalhans als Küchenmeister" werken zu lassen, kann also – unter bestimmten Ernährungsbedingungen – als eine äußerst wirksame Methode betrachtet werden, um die Wahrscheinlichkeit eines langen und gesunden Lebens zu erhöhen. Denn mit weniger Fett am und im Bauch sinkt auch die Wahrscheinlichkeit von still ablaufenden Entzündungsprozessen und weiteren Stoffwechselentgleisungen im Körper.

„Silent Inflammation" – das stille Entzündungsaltern

Still ablaufende Entzündungsprozesse, die im Englischen als „Silent Inflammation" bezeichnet werden, sind jedenfalls ein wichtiger Faktor bei der Entstehung vieler chronischer Krankheiten. Sie wird zwar von den individuellen Genen beeinflusst, aber erhöht sich auch mit dem Übergewicht: Je größer die Fettmasse ist, desto unrunder läuft der körperliche Motor. Denn das überschüssige Fett lagert sich nicht nur an den Hüften, sondern auch im Bauchraum und den Organen ab. Das innere Bauchfett wirkt aber wie ein Abszess, das permanent Entzündungsstoffe aussendet. Die Entzündungsprozesse bleiben dabei über lange Zeit subklinisch, das heißt, sie sind zuerst symptomfrei, daher auch der Name „Silent Inflammation", also stille Entzündung. Wenn die ersten Symptome auftreten, dann ist es schon sehr spät. Man könnte eine „Silent Inflammation" mit einem Eisberg vergleichen: Nur ein kleiner Teil ist sichtbar, der große Rest aber ist schon unter der Wasseroberfläche vorhanden. Zuerst mag es „nur" ein metabolisches Syndrom sein: Bluthochdruck, erhöhte Blutzucker- und Blutfettwerte. Aber bald schon können Zellen eine Insulinresistenz entwickeln, Diabetes entsteht; Nervenzellen entwickeln Plaque, das für Alzheimer mitverantwortlich ist; arteriosklerotische Ablagerungen aus „Fettresten" in den Aorten bringen Gefäßverengungen, das Schlaganfall- und Herzinfarktrisiko steigt. Durch die „Silent Inflammation" wird der Körper permanent Entzündungsstoffen ausgesetzt, was ihn in einen inflammatorischen Stresszustand versetzt.

Die Zellen kommen mit ihren Reparaturmechanismen nicht mehr nach, das Krebsrisiko steigt. Hinzu kommt der oxidative Stress, bei dem freie Sauerstoffradikale ungesättigte Fettsäuren angreifen und dabei das Immunsystem weiter schwächen. Über kurz oder lang ist das permanente Nahrungsübermaß daher ein eindeutiger Pro-Aging-Faktor. Das Altern beschleunigt sich massiv. Umgekehrt sieht die Bilanz deutlich freundlicher aus: Wer weniger Bauchfett mit sich trägt, also abnimmt oder es gar nicht so weit kommen lässt, wirft einen starken Anti-Aging-Trumpf ins Spiel. Auch wenn die komplexen Zusammenhänge zwischen einem alternden Immunsystem und der Zunahme von chronischen Erkrankungen im Alter, dem „Entzündungsaltern" oder „inflammaging" noch nicht im Detail verstanden sind, so hat die Anti-Aging-Forschung doch eines zeigen können: Werden Modellorganismen wie Fadenwürmer, Fruchtfliegen oder Mäuse auf Diät gesetzt, so verlängert sich ihre Lebensspanne nicht nur um einige Prozent, sondern unter Umständen auf das Doppelte, in Kombination mit bestimmten Züchtungsvarianten sogar auf das Zehnfache. Forscher wie David Sinclair sprechen daher schon von einem „Ende des Alterns"[5]. Wie lange es dazu noch dauert, ist freilich ungewiss. Die lange Zeit als Dogma geltende Annahme, dass die maximale Lebensspanne unverrückbar wäre, wurde durch diese Forschungsergebnisse aber nachhaltig ins Wanken gebracht. Denn es zeigte sich, dass das Altern zwar eine genetische Komponente besitzt, aber

---

5   Sinclair. 2019

gleichzeitig auch durch Ernährung und Lebensstil weit stärker beeinflussbar ist als man lange Zeit glaubte. Ob das auch beim Menschen zutrifft, für den eine maximale Lebensspanne von 120 Jahren angenommen wurde, ist experimentell jedoch noch nicht bewiesen. Eine Gruppe von Menschen macht aber bereits die Probe aufs Exempel. Sogenannte „Cronies", das heißt Menschen, die sich strikt an die CRON-Diät halten (Caloric Restriction with Optimal Nutrion), das heißt sich selbst lebenslang auf Diät setzen und nur ausgesuchte und optimale Lebensmittel zu sich nehmen, haben zwar noch keinen Altersrekord aufgestellt – aber es gibt deutliche Hinweise darauf, dass ihre Permanentdiät einen großen Anti-Aging-Faktor darstellt, da sie chronische Entzündungsprozesse hemmt, weniger zellschädigende Substanzen erzeugt und zellulärer Abfall besser recycelt wird. Die superschlanken Cronies sind ob ihrer fehlenden Fettpolster zwar kälteanfälliger und fürs lange Sitzen müssen sie schon einmal einen Polster verwenden, ansonsten aber sind sie fit wie ein Turnschuh. Nach ihren Biomarkern sind sie um fünfzehn bis zwanzig Jahre „jünger" als ihre Alterskollegen, sie haben optimale Blutfett- und Blutzuckerwerte und Zivilisationskrankheiten wie Diabetes oder Arteriosklerose sind unter ihnen so gut wie unbekannt. Allerdings, so berichten Forscher, sieht man sie eher selten lachen.

„Eat food, not too much, mostly plants"

Was also tun? Die Ernährungsempfehlungen für die Langlebigkeit wären relativ einfach und überschaubar: Am simpelsten hat sie Michael Pollan, Journalist und Knight Professor of Science and Environmental Journalism in Berkley formuliert[6]: „Eat food. Not too much. Mostly Plants" – Essen Sie Lebensmittel, nicht zu viel, meistens Pflanzen." „Food" heißt: Lebensmittel und nicht Nahrungsmittel, das soll bedeuten: Kaufen Sie so ein, wie die Urgroßmutter. Frische, unverarbeitete Produkte und keine Fertiggerichte. Heute werden bis zu 80 Prozent Fertiggerichte eingekauft. Darin aber verstecken sich häufig viele schlechte Fette (gesättigte Fettsäuren), viel Zucker und viel Salz. Wer sich in der Erkundung seiner (neuen) Ernährung an die traditionelle asiatische oder traditionelle mediterrane Küche hält – mit wenig Fleisch, viel Gemüse und idealen Fetten und Ölen –, verringert, was in vielen Studien bestätigt wurde, sein Herzinfarkt- und Schlaganfallrisiko und betreibt genussvolles Anti-Aging. Hält man sich zudem noch an den Ratschlag von Konfuzius: „Wenn du Fleisch isst, dann nur von Tieren mit keinen oder zwei Beinen," so lässt sich selbst bei sündhaftem Völlern noch ein Netto-Anti-Aging-Effekt erzielen.

....

6   Pollan. 2008

Fasst man die Anti-Aging-Küche aus Sicht der Makro-Nahrungsbestandteile zusammen, so kann man sagen: Die Hauptquelle für Eiweiße (Proteine) sollten, wie gesagt, Pflanzen sein. Die höchsten Eiweiß-Anteile haben dabei Hülsenfrüchte, also Linsen, Bohnen, (Kicher-)Erbsen oder Soja. Nüsse sind ebenfalls eine gute Proteinquelle. Ob ihres hohen Fettgehaltes sollte aber nur eine Hand-voll täglich davon gegessen werden. Gute Eiweißquellen stellen aber auch Pilze und einige Gemüsesorten dar, wie etwa Brokkoli, der es immerhin auf vier Gramm Eiweiß auf hundert Gramm bringt. Ab und an ein Ei und ein Stück mageres (Hühner-)Fleisch oder Fisch können den Protein-Ernährungsplan gut komplettieren.

Bei den Kohlehydraten kommt es darauf an, die richtigen zu sich zu nehmen. Gute Kohlehydrate mit einem hohen Anti-Aging-Faktor sind dabei diejenigen, bei denen der Körper länger braucht, um sie aufzuschlüsseln. Also weniger „Mono- und Disaccharide" wie Glucose (Haushaltszucker) und Fructose oder „leere Kalorien" aus weißem Mehl. Dafür aber mehr „Polysaccharide" aus Lebensmitteln mit einem hohen Anteil an Ballaststoffen, also Gemüse, Hülsenfrüchte oder Vollkornbrot. Sie stellen aus Anti-Aging-Perspektive eine hervorragende Quelle für gute Kohlehydrate dar.

Bei Fetten und Ölen sollte man sehr differenziert vorgehen. Ein positiv wirkendes „Engelsöl" der ersten Wahl ist dabei das Olivenöl. Besonders die am Gaumen „kratzenden" wirken hervorragend gegen still verlaufende Entzündungsprozesse. Auch Omega-3-haltige Öle, etwa in Fisch (Makrelen, Lachs), Walnüssen, Lein- oder Chiasamen gehören in diese Kategorie. Vermeiden sollte man

die „Teufelsfette". Dazu zählen in erster Linie die Trans-
fette. Sie verstecken sich in Pflanzenfetten, die indust-
riell gehärtet wurden und können in Chips, Croissants,
Pommes oder Chicken Nuggets vorkommen. Zu viel von
den „Teufelsfetten" erhöht das Risiko, einen Herzinfarkt
oder Schlaganfall zu erleiden.

Ein wichtiger Punkt für die gute Anti-Aging-Ernährung
sind zudem die sekundären Pflanzeninhaltsstoffe. Sie
stellen so etwas wie die „neuen Vitamine" dar. Beta-
Glucan, ein Bestandteil der Zellwand von Hefe, Hafer,
Gerste, aber auch von Pilzen und Algen, ist dabei der
stärkste natürliche Immunmodulator. Herausragende
Anti-Aging-Faktoren zeigen aber auch das in Zwiebeln
vorkommende Quercetin, das Lykopin in Tomaten, das
Resveratrol in Trauben oder das Spermidin in Weizen-
keimen, Sojabohnen und gereiftem Cheddarkäse.

Bei der Milch, einem ewigen Streitpunkt ob gesund oder
ungesund, gilt die Faustregel: Rohe Milch ist kein Anti-
Aging-Lebensmittel, durch die Fermentierung wird sie
es aber. Das hat anhand wissenschaftlicher Studien auch
sehr gut Bas Kast in seinem empfehlenswerten Ernährungskompass herausgearbeitet.[7] Joghurt ist dabei als
Lebensmittel ein Anti-Aging-Weltmeister. Milchsäure-
bakterien (die auch bei der Fermentierung im Sauerkraut
vorkommen) senden Signale an Immunzellen, die das
Immunsystem stärken. Sie erleichtern Diäten und verjüngen den Körper.

....

7   B. Kast. 2018

Auf alle diese Überlegungen der Anti-Aging-Medizin hatten die Erfinder der Todsünden, unsere Asketen in der ägyptischen Wüste, so natürlich nicht reflektiert. Sie näherten sich der Fresslust aus spiritueller Sicht. Die γαστριμαργία („gastrimarjia"), was wörtlich übersetzt so viel wie „tobender Magen" heißt, erschien den Asketen als die erste Sünde überhaupt – was auch verständlich ist. Die Wüstenväter hatten häufig Hunger. In der Regel aßen sie nur einmal am Tag, „zur neunten Stunde", also nachmittags um drei und dann auch nur ein eher karges Mahl.

In der unerbittlichen Selbstanalyse kritisierten sich die Asketen aber für ihre Hungerfantasien nach üppigem Essen, nach dem Vollschlagen des Magens oder der feinen Gaumenfreuden.

Als sündhaft empfanden sie ihre fantasierte „Fresslust", da sie die Sorge um ihre Gesundheit rechtfertigte. Man malte sich den körperlichen Zusammenbruch aus, das Versagen von Magen, Leber, Milz, dazu die Wassersucht, fürchtete sich vor langem Siechtum und den Mangel an Ärzten.

So gesehen hatten die Asketen einen der Anti-Aging-Medizin völlig konträren Zugang. Ob gesunde Nahrung oder nicht: Schon der Gedanke an ein üppiges Mahl galt als ein sündhaftes Verlangen, da schon der genussvolle Weg dorthin als verwerflich und frevelhaft galt. Wer viel isst, gibt sich den Gelüsten des Körpers hin, was die Suche nach dem Sinn, die Spiritualität, erlahmen lässt.

Für die frühen Asketen war der „Dämon der Fresslust"
daher so etwas wie ein Trainingspartner, mit dem sie
gegen die eigene körperliche Bedürfnisbefriedigung rin-
gen konnten. Das „Große Fressen" kannten die meisten
Asketen – spindeldürr und ausgehungert – wahrscheinlich nur vom Hörensagen. Aber sie redeten davon mit
großer Abscheu und Ekel. Denn in der Völlerei verbarg
sich etwas, was man als grundsätzliche lustvolle Maßlosigkeit beschreiben könnte, oder, wie es Thomas von
Aquin (1225–1274) später formulierte, als den „Verlust
der vernünftigen Ordnung". Appetit und Genuss am Essen galt den Asketen in der ägyptischen Wüste als etwas
Unanständiges und auch für den Kirchenvater Augustinus (354–430) war dieses Genießen über alle Maßen das
frevelhafteste Element der Völlerei. Denn Achtung: Die
Fresslust könnte ja das nach sich ziehen, was ebenso als
verwerflich empfunden wurde: unangemessene Freude,
Lautheit, Geschwätzigkeit – und damit einhergehend die
Abstumpfung des Geistes.

Die Lust am Völlern, „Fressen und Saufen", galt neben
der Wollust denn auch als die „fleischlichste" Sünde, die
den Menschen in den Abgrund stürzen könnte, da sie ihn
wieder auf die Stufe eines Tieres zurückwerfen würde.

Damit war man sich im Prinzip auch mit Platon und Aristoteles einig: Auch die Philosophen hielten wenig vom
fleischlichen Genuss und maßen dem Geschmackssinn
keine große Bedeutung zu. Die ersten Mönche verfolg-
ten mit der Anprangerung der Völlerei aber auch eine
soziale und theologische Kritik zugleich: Ihre Askese
sollte gleichzeitig auch die Fressorgien mit Ekel und Abscheu belegen, die von manchen Eliten in der römischen

Spätantike gepflegt wurden. Wer sich dem buchstäblichen Gaumenkitzel mit Pfauenfeder und anschließender Antiperistaltik hingab, galt als abschreckendes Beispiel heidnischer Dekadenz. In der mönchischen Kultur trieb diese Abwehr radikale Gegenbewegungen hervor. Wenn man schon essen muss, dann sollte es wenigstens keinen Spaß machen. Franziskus von Assisi streute sich Asche in sein Essen, um ihm den Geschmack zu nehmen. Benediktiner erschufen genaue Regeln für die Mahlzeiten, um immer wieder und strukturiert vom eigenen Essgenuss abzulenken. Wenn der Körper schon Nahrung benötigt, dann sollte seine Lustanfälligkeit strikt unter Kontrolle gehalten werden. Die Esslust zu unterdrücken gelang freilich den Wenigsten. So gesehen ist die Geschichte der asketischen Genussfeindlichkeit auch eine Geschichte von abgebrochenen Radikaldiäten. In der Volkskultur wuselt es daher nicht von ungefähr von rundlich-fröhlichen Geistlichen, die sich allerlei Spitzfindigkeiten ersannen, um Fastengebote umgehen zu können – etwa den Schweinsbraten auf den Namen „Fisch" zu taufen, um ihn dann auch an Fastentagen verspeisen zu dürfen. Die Kirche schaute bei aller Strenge der Vorschriften meistens gnädig weg – wohl auch aus pragmatischen Gründen. Denn Hungersnöte waren nur allzu bekannt und der Nahrungsmangel die Regel. Wenn Menschen dann in guten Zeiten so viel aßen, wie sie nur konnten, war das nur verständlich. Denn oft dauerten die Zeiten des Überflusses viel kürzer als erwartet an. Die Geschichte über das Schlaraffenland, in dem man sich den Bauch vollschlagen und sich satt essen konnte bis Unterkante Oberlippe, galt vielen

Menschen außerhalb der Klöster daher als die schönste
– und utopischste – Erzählung vom Paradies auf Erden.
Heute schaut es anders aus. In weiten Teilen der Welt
sind wir, was Nahrungsverfügbarkeit und -vielfalt betrifft, vermeintlich schon in einem Schlaraffenland angelangt. Wir leben vielerorts in einem engmaschigen Netz
aus Supermärkten, Restaurants, Fast-Food-Ketten, Gast-
häusern, Bars oder Imbissstuben. Jeder Online-Liefer-
service versorgt uns in Minuten mit Geschmäckern und
Gerichten aus aller Welt. Es herrscht ein noch nie dage-
wesener Überfluss. Schlemmen ist für Viele zum Hobby
– und zur Obsession – geworden.

Dass wir uns heute daher mit den physiologischen Auswirkungen der Völlerei und des Überflusses zu beschäftigen haben, ist aus evolutionärer Perspektive ein sehr
neues Phänomen. Zum einen gibt uns der Überfluss an
Nahrungsmitteln zwar ein durchaus beruhigendes Gefühl
– wer in Zeiten lebt, in denen man sich gedanklich nicht
mehr mit der nächsten Hungerkatastrophe beschäftigen
muss, kann sich, ganz allgemein betrachtet, absolut glücklich schätzen. Zum anderen bringt das Leben im Nah-
rungsüberfluss neue Risiken mit sich. Dabei ist aus Sicht
der Präventions- und Anti-Aging-Medizin auch die Frage
aufzuwerfen, inwieweit die „Sünde der Völlerei" noch als
„Individualdelikt" anzusehen ist. Denn die positive Ener-
giebilanz, die bei immer mehr Menschen über immer län-
gere Zeiträume zu einer weithin zunehmenden Fettleibigkeit führt, ist auch ein Ausdruck unseres Wirtschaftens.
Wirtschaftswachstum ist Pflicht – und der Bauch wächst
mit. Die „Silent Inflammation", ausgelöst durch Fettleibigkeit, ist ein Pro-Aging-Faktor mit gesellschaftlicher

Dimension geworden. Studien ergeben, dass in den USA bereits die Hälfte der Bevölkerung von Prädiabetes (36 Prozent) oder Diabetes (14 Prozent) betroffen ist[8]. Und übrigens, vergessen Sie nicht: Diabetes ist Altern im Zeitraffer! Auch in Europa, wo Entwicklungen jenseits des großen Teiches, ob gut oder schlecht, mit einer Zeitverzögerung von zirka fünf Jahren nachvollzogen werden, folgt man dem Trend. Einen nicht unbeträchtlichen Anteil an der regelrechten Mästung der Gesellschaft hat auch die Nahrungsmittelindustrie zu verantworten. Sie macht sich die basalen menschlichen Geschmackspräferenzen zunutze – und unsere Anfälligkeit dafür, über die Stränge zu schlagen. Auch wenn immer wieder nach Schlankheitsgenen geforscht und manche auch gefunden werden: Evolutionär betrachtet ist dieses Überfluss-Problem zu neu. Genetisch sind wir mit wenigen Schutzmechanismen gegen ein Zuviel an Nahrungsaufnahme ausgestattet. Verankert ist das Gegenteil: Obacht, eine kleine Fettreserve ist ein Faktor für ein langes Leben, denn die nächste Hungersnot kommt bestimmt. Diese gierige Kalorienobsession unserer Gene wird von der Industrie recht unverfroren ausgenützt: zum einen mit raffinierten Marketingstrategien und neuen Geschmacksverstärkern, zum anderen aber auch mit dem Einsatz basaler Nahrungselemente, auf die unser evolutionär geprägter Köper mit großer Freude reagiert: Zucker, Fett und Salz.

....

8 Amen. 2021

Der amerikanische Journalist Michael Moss hat in seinem Buch „Das Salz-Zucker-Fett-Komplott" zusammengefasst, wie „Big Food", also die Lebensmittelindustrie, es darauf anlegt, uns regelrecht süchtig nach diesen Ingredienzien zu machen[9]. Manche sehen darin schon Parallelen zu „Big Tobacco". Mehr als vier Fünftel unseres Zucker-, Salz- und Fettkonsums nehmen wir überhaupt bewusst nicht wahr. Er ist versteckt in Fertigsuppen, Dosengerichten, Pizza, Brot oder Wurstprodukten.

Gesunder Genuss – tödliche Sucht

Auch wenn wir davon wissen, so sind wir dennoch nicht wirklich vor Impulskäufen oder mitternächtlichen Fressattacken gefeit. Zucker, aber auch Fett und Salz aktivieren das menschliche Belohnungssystem, und die Lust am Essen ist oft eine willkommene Ersatzbefriedigung. Die fettig-süßen oder salzigen Freudenspender sind dabei individuell unterschiedlich. Dem einen sind Schokolade, Torten oder Plunderteig ein Freudenfest. Andere erwischt die Gier bei salzigen Chips, Cola, Bier und fetttriefenden Würsten. Ob man dem Völlern nun allein beim mitternächtlichen Kühlschrankplündern frönt oder in großer Runde im angesagten Drei-Hauben-Lokal, ist, was das Anwachsen entzündungsfreudigen Bauchfettes betrifft, egal. Genetisch sind wir darauf prädisponiert

---

9   Moss. 2014

die Schokolade der Gurke vorzuziehen. Süße Früchte, so lernten die Sammler in der Steinzeit, sind zwar rar, aber sie schmecken gut und sind nicht giftig.

Vor allem Zucker wird in der Nahrungsmittelindustrie daher gerne und häufig verarbeitet. Zwar müssen Ingredienzien auf der Verpackung ausgewiesen werden, aber insgesamt existieren rund 70 Bezeichnungen, hinter denen sich der Zuckergehalt verbergen kann. Das reicht von „Saccharose" (Haushaltszucker) und „Gerstenmalz" über „Zuckerrübensirup", „Weizendextrin", oder „Oligofructosesirup" bis hin zu „Maltose", „Isoglucose" oder „Polydextrose". Gesüßte Lebensmittel auf Anhieb zu erkennen, kann im Supermarkt daher zu einer Herausforderung werden.

Immer mehr bedient sich die Industrie heute auch der Fructose, die aus der Stärkeverzuckerung aus Mais, Weizen oder Kartoffeln gewonnen wird. Die daraus entstehende „Isoglucose" hat für die Industrie einen entscheidenden Vorteil: Sie ist billiger, weil Fructose an Süßkraft dem Haushaltszucker überlegen ist. In den USA haben Sirupe mit hohem Fructoseanteil („High Fructose Corn Syrup") den traditionellen Zucker in Limonaden und Erfrischungsgetränken weitgehend verdrängt. Auch in Europa steigt der Isoglucose-Anteil, da die Zuckermarktverordnung liberalisiert worden ist. Waren bis 2017 nur fünf Prozent Isoglucose erlaubt, so darf der Marktanteil jetzt bis zu 50 Prozent betragen.

Für Konsumentinnen und Konsumenten heißt es daher noch mehr: Holzauge sei wachsam. Denn versteckter Zucker, etwa in Energydrinks und Limonaden, kann sich in regelrechte Fettbomben verwandeln: Überschüssiger Zucker wird nämlich – was Vielen nicht wirklich bewusst ist – in der Leber in normalen Stoffwechselprozessen in Fett umgewandelt. Diese „Fettbevorratung" dient der schnellen Energieverfügbarkeit. Bei permanentem Zucker-Bombardement kann aus dem Übermaß aber eine „nichtalkoholische Fettleber" entstehen. Wer seinen Durst also permanent mit zu viel fructosehaltigen Energydrinks oder Smoothies stillt, kann damit seine Leber unter inflammatorischen Stress bringen: In einer nichtalkoholischen Fettleber beginnen Leberzellen Entzündungsstoffe auszusenden, die die Insulinwirkung blockieren, die Fettzellen selbst produzieren wiederum Adipokine, die die Insulinsensitivität vermindern. In Folge können die Leberzellen selbst geschädigt werden und sich die Leber chronisch entzünden, was im Endstadium bis zu einer Leberzirrhose oder Leberkrebs führen kann. Die nichtalkoholische Fettlebererkrankung (NAFLD) ist denn auch längst kein Ausnahmephänomen mehr. Sie stellt mittlerweile in den meisten Industrienationen die häufigste chronische Lebererkrankung dar. Rund 20 bis 30 Prozent der Bevölkerung sind davon betroffen und bei stark übergewichtigen Patienten ist die NAFLD-Rate noch deutlich höher. Im Prinzip ist die nichtalkoholische Fettleber also nicht (nur) eine Ursache von zu viel Fett, sondern (auch) eine Ursache von zu viel Kohlenhydraten, sprich Zucker in rauen Mengen!

Dass wir anfällig auf das immense (versteckte) Zuckerangebot sind, hat auch mit unserem evolutionären Erbe zu tun. Über Jahrmillionen haben wir uns in einer Umwelt entwickelt und fortgepflanzt, in der es wenig Süßes gab. Jetzt gibt es Zucker in Hülle und Fülle, was unsere Gene sozusagen frohlocken lässt. Genauso ist es beim Fett: Auch Fett war selten, aber immer auch höchst geschätzt, weil extrem kalorienreich. Dass unsere Gene jauchzen, wenn wohlig duftende Burger oder Pizzakäse unsere Dopamin-Ausschüttung anregt, weit stärker als beim Sellerie-Karottensnack, ist auch evolutionäre Überlebensstrategie. Ebenso ist es bei Salz. Unser Körper kann Salz nicht selbst herstellen, aber es ist so lebensnotwendig wie Wasser und weckt im Gehirn dieselben Mechanismen wie Kokain und Heroin. Unser körpereigenes Belohnungssystem wird augenblicklich aktiviert. Auch hier ähneln wir unter Umständen Tieren, bei denen man eine regelrechte Salzsucht feststellen kann. Hirten berichten etwa von Schafen, die unbemerkt in ein tonnenschweres Viehsalz-Lager gelangten und mit dem Salzlecken erst aufhörten als sie verendeten. Tod durch einer Überdosis Salz, sozusagen des Schafes „goldener Schuss".
Auch wir Menschen essen zu viel Salz. Um den normalen Verlust durch Schweiß oder Ausscheidungen zu kompensieren, würden bei einem durchschnittlichen Erwachsenen täglich rund ein bis drei Gramm Salz reichen. Im Durchschnitt aber nehmen Viele täglich mehr als 12 Gramm zu sich, mehr als die doppelte Menge, die von Ernährungsgesellschaften empfohlen wird. Die Droge Kochsalz, ebenfalls gerne versteckt im Fastfood angeboten, verlangt nach mehr – und mehr. Unsere natürlichen

Instinkte werden durch permanent erhöhten Salzkonsum neu konditioniert, Gewöhnungseffekte treten ein.
Wenn man davon weiß, ist eine Intervention ja durchaus möglich. Gewürze können das Salz ersetzen – und eine „Salzentwöhnung" macht sich schon nach einigen Tagen bemerkbar. Man kann sich, um es anders zu formulieren, auch wieder daran gewöhnen, Speisen mit wenig Salz (aber raffiniert gewürzt) als schmackhaft zu empfinden. Salz völlig zu ersetzen wäre allerdings ebenso unsinnig. Wer weniger als zwei Gramm Salz täglich zu sich nimmt, verliert sein Durstgefühl – und der Körper beginnt innerlich zu vertrocknen. Äußerlich sieht man das an schlaffer Haut. Denn Kochsalz – genauer das Natrium im Natriumchlorid – ist im Organismus zu 90 Prozent für den osmotischen Druck in den Zellen verantwortlich. Das heißt, mehr Salz ist dafür mitverantwortlich, dass die Zellen prall gefüllt und somit auch die Haut nicht welk und faltig erscheinen lassen. Zudem regelt Natrium die Reizübertragung von Muskel- und Nervenzellen, der Baustein Chlorid wiederum ist wichtige Komponente der Verdauungssäfte.
Auch wenn wir von uns glauben, dass wir alles „fest im Griff" haben: Zucker, Fett und Salz können uns genauso abhängig machen wie Drogen. Und das umso mehr, als wir heute – anders als unsere frühen Vorfahren, aber ausgestattet mit denselben Genen – in einem regelrechten Zucker-, Fett- und Salz-Dorado leben.
Die Findigkeit der Nahrungsmittelindustrie tut ihr Übriges. Ihre Verführungskünste bauen auf unseren Vorlieben oder auch Suchtanfälligkeiten auf. Der Tendenz nach ist unsere Nahrung daher zu weiten Teilen verfettet, verzuckert und versalzen.

Oft können, so weiß die Industrie, aber erst erhöhte Salzanteile jenen Geschmack erzeugen, der für ein bestimmtes Markenprodukt als typisch erachtet wird. Versuche, den Salzgehalt der berühmten „Campbells"-Tomatensuppe zu senken, scheiterten. Sie schmeckten mit weniger Salz oder Salzersatzstoffen metallisch oder flach. Chips mit weniger Fett und Salz konnten hingegen nicht mehr in knackiger Konsistenz gebacken werden und schmeckten nach fadem Pappmaschee.

Zucker wiederum bringt das Erlebnis einer Geschmacksexplosion am Gaumen. Zugleich scheint auch ein „Breakeven-Point" zu existieren. Irgendwann hat man vom Süßen auch genug. Wird unser Gehirn aber mit einer Kombination aus Fett mit ein wenig Zucker konfrontiert, blendet es den Fettgehalt völlig aus – und schon ist die XXL-Packung Eis verdrückt. Fett wirkt als Geschmacksträger subtiler als das Süße, hat aber doppelt so viele Kalorien wie Zucker. Wer sich nach der nächtlichen Fressattacke („binge eating") daher fragt, wie das passieren konnte: Die natürliche Zurückhaltung, die vor übermäßigem Fett-Konsum schützen könnte, wird evolutionär bedingt erst äußerst spät aktiviert. „Fett", so schreibt Moss, „ist des Körpers bester Freund". Die Gene flüstern: Was weiß man, was das Morgen bringt.

Erst die Selbstdisziplinierung kann uns vom Gegenteil überzeugen. Manchmal hilft gegen die Attacken, so wissen Psychologen, das Protokoll. Wer sich selbst beobachtet, sieht mit Bestürzung die Kalorienanzahl, die man tags zuvor zu sich nahm und die Stricherlliste dokumentiert nächtliche Fressattacken, die man lieber bleiben lassen sollte. Manchmal hilft auch die Reizverminderung.

Wer keinen Eisvorrat im Kühlschrank hortet, kann ihn auch nicht zu mitternächtlicher Stunde vernichten.

Dass man einen gesünderen Lebensstil pflegen sollte, wissen dabei so gut wie alle. Doch nach der gefühlt hundertsten Diät ist das Kontingent an Willenskraft erst einmal erschöpft. Mit Adipositas (Fettleibigkeit) steigt auch das Risiko für Depressionen, bipolaren Störungen, Panikattacken oder stoffgebundenen Süchten. Auch ein geringeres Selbstwertgefühl und negatives Körperbild werden mit Übergewicht in Verbindung gebracht.[10] Parallel dazu sind die Social-Media-Kanäle voll von gestylten und perfekt geformten Körpern. Die medialen – und häufig durch digitale Nachbearbeitung geschönten – Adonisoder Aphrodite-Darsteller(innen), an denen kein Gramm Fett an falschen Stellen lagert, sind dann nicht Ansporn, sondern können die Verzweiflung, bis hin zu Suizidgedanken, auch noch steigern.

Was also tun? Asketisch leben, wie die frühen Mönche? Qualität vor Quantität? Das mag ein guter Anfang sein. Doch auch das Verdikt der gesunden Ernährung hat seine Fußangeln und kann ins unerwünschte – und ungesunde – Gegenteil umschlagen. Das Streben nach dem perfekten Körper kann auch Störungen des Essverhaltens nach sich ziehen, was so unter dem Stichwort der sündenhaften „Völlerei" meistens nicht weiter erwähnt wird. Parallel zur Fettleibigkeit nehmen Essstörungen jedenfalls zu. Millionen von Frauen widmen sich in Diäten strengen und strengsten Exerzitien, um mit den schlanken und

---

10 Amen. 2021

superschlanken Idealbildern mithalten zu können. Ihre Selbstkasteiungen können dabei mit jenen der Asketen in der ägyptischen Wüste locker mithalten. Anorexie (Magersucht) und Bulimie (Ess- und Brechsucht) haben in den letzten Jahren mitunter epidemische Ausmaße erreicht. Betroffen sind davon vor allem junge Frauen, die durch das Hungern Kontrolle über den eigenen Körper, die eigenen Wünsche und Ziele erreichen wollen. Sogar das Knabbern an einem Salatblatt wird dabei mitunter als eine persönliche Niederlage empfunden. Der Nahrungsaufnahme wird der Krieg erklärt, erbarmungslos, oft bis hin zur Selbstschädigung. Denn eines sollte man nicht vergessen: Essstörungen sind mitunter ernsthafte Erkrankungen. Fast jede zehnte Anorexie-Patientin stirbt an Multiorganversagen.

Auch bei der gesunden Ernährung, die immer mehr Menschen richtigerweise anstreben, warten bisweilen Fallen. Mitunter können Menschen bei der Vermeidung von Ernährungsfehlern ein geradezu zwanghaftes Verhalten entwickeln. Die überbordende Beschäftigung mit der Qualität von Lebensmitteln, das stundenlange Suchen nach und Zubereiten von richtigen Zutaten sowie die Sorge um Reinheit und perfekte gesundheitliche Qualität (omnivor – alles essend –, vegetarisch oder doch vegan?) kann sich bis hin zu einer Ersatzreligion entwickeln. Diese Essstörung, „Orthorexia nervosa" genannt, kann ihrerseits wieder Essstörungen nach sich ziehen, wenn etwa Eltern überstreng das Essverhalten ihrer Kinder kontrollieren. Was also tun?

Es gilt, wie schon Aristoteles in seiner Tugendethik formulierte, das rechte Maß zu finden und die goldene Mitte anzustreben. Das erfordert manchmal individuelle medizinische oder psychotherapeutische Hilfe, aber auch ein Arbeiten an sich selbst. Gesunde Ernährung, die ein langes Leben begünstigt, ist möglich. Wie gesagt: „Eat Food. Not too much. Mostly plants".

Der Genuss ist dabei keine Sünde, im Gegenteil: Die Schulung der Geschmacksnerven bringt auch mehr Achtsamkeit dem gegenüber, was und wie viel man isst. Aber noch etwas ist zu erwähnen: Aus ethischer Sicht ist es der Anti-Aging-und Präventionsmedizin nicht gleichgültig, wie unsere Nahrung produziert wird und woher sie stammt. Wenn man sich die Bilder aus der Massentierhaltung vor Augen führt, den eng in Käfigen gehaltenen Hühnern oder Tieren, die nach einem Leben an der Kette und in dunklen Ställen halb verdurstet quer über die Kontinente zum Schlachten gekarrt werden, dann ist die Völlerei vor allem eine Sünde der Gleichgültigkeit gegenüber dem Tierleid – und der Umwelt: Die intensive Viehzucht, mit einem gigantischen Energieeinsatz, ist heute bereits ein Klimafaktor. Regenwälder wurden abgeholzt, um Viehweiden zu schaffen, profitträchtige Monokulturen zerstören in der Dritten Welt gewachsene Landwirtschaftsstrukturen. Die Ausbeutung von Produzenten ist – mit kleinen, feinen Ausnahmen – noch immer die Regel. Und eines sollte man nicht vergessen: Auch wenn wir im vermeintlichen Schlaraffenland leben, gibt es immer noch Hunger auf der Welt. Die Sünde liegt dann nicht im individuellen Genuss, sondern in der ökologischen Maßlosigkeit und der hartherzigen Unachtsamkeit gegenüber jenen, die noch immer Hunger leiden.

Alkohol-Sucht: Das Orpheus-Prinzip

Aus Sicht der Anti-Aging-Medizin ist ein Glas Rotwein besser als kein Glas Rotwein. Sekundäre Pflanzeninhaltsstoffe, wie etwas das Resveratrol, haben auf die Gefäße einen positiven Effekt. Das ist mittlerweile gut untersucht und hat in der Fachwelt auch den Weg zu neuen Anti-Aging-Theorien gezeigt. Resveratrol zählt zur Substanzgruppe der Sirtuine, die besonders wichtig für die Zellreparatur sind. Auf dieser Grundlage wird nun versucht, neue Medikamente zu entwickeln. „Mehr Rotwein bringt auch mehr Resveratrol" würde aber die falsche Schlussfolgerung sein, um Anti-Aging-Effekte erzielen zu wollen, da die Risikokurve von Alkohol einem U gleicht: Wer regelmäßig und zu viel trinkt, für den steigen auch die gesundheitlichen Risiken. Alkohol kann fast alle Organsysteme beeinträchtigen, angefangen von der Leber, über die Magenschleimhaut und die Bauchspeicheldrüse, bis hin zum Herz-Kreislauf-System und zu Schädigungen der Nerven und des Gehirnes. Zudem erhöhen sich die Infektionsanfälligkeit und das Krebsrisiko. Dabei können sich Gewöhnungseffekte schleichend entwickeln, die in Vollausprägung zu Kontrollverlust, Sucht und schwerer Alkoholkrankheit führen.

Aus dieser mitunter tödlichen Suchterkrankung auszusteigen, ist ein schwieriges Unterfangen. Früher wurde fast ausschließlich das sogenannte Odysseus-Prinzip praktiziert: Alkoholkranke wurden wie Odysseus an den Mast angebunden, um den Sirenenklängen des Alkohols widerstehen zu können. Das heißt, als oberstes Ziel wurde die absolute Abstinenz verlangt. „Das kann funktionieren", sagt der Psychiater und Leiter des Anton-Proksch-Institutes (API) in Wien-Kalksburg, Michael Musalek. „Aber nur dann, wenn der Alkohol nicht das Wichtigste oder Zweitwichtigste im Leben bleibt." [11] Abstinenz ist für Musalek zwar weiterhin eine wesentliche Voraussetzung, um wieder ein freudvolles Leben erreichen zu können. „Aber sie ist heute nur ein Teilziel. Wenn jemand nicht fähig ist, ein autonomes und freudvolles Leben in Abstinenz zu führen, dann hat die Therapie versagt."

Der ärztliche Leiter der mit 300 Betten größten Suchtklinik Europas propagiert daher schon seit langem das „Orpheus-Prinzip": Orpheus hatte eine eigene Strategie gegen die Verführung durch die Sirenen gewählt: Um sie nicht zu hören, ließ er sich nicht wie Odysseus an den Mast fesseln, sondern hat selbst die lautere und bessere Musik gemacht. Übersetzt in die Suchttherapie heißt das: Suchtkranken wird in der Klinik Hilfe geboten, um ihr Leben mit so viel Schönem anzureichern, dass der Alkohol nicht mehr das Wichtigste im Leben ist, sondern auf der eigenen Werteskala weit nach hinten rückt. „Damit wird er im Idealfall zum unerwünschten Störfaktor, bleibt aber nicht mehr etwas Verlockendes, gegen das ich mit aller Kraft ankämpfen muss", sagt Musalek.

Die Alkoholerkrankung nach dem Orpheus-Prinzip zu therapieren heißt daher Patientinnen und Patienten zu aktivieren, wieder etwas zu tun, was sie schon früher, etwa in der Kindheit, gerne gemacht haben – oder ihnen auch etwas Neues anzubieten. Hilfe bietet dabei Musik-

oder Maltherapie, Bewusstseinstraining, Filmtherapie oder Gruppen, in denen Patienten und Patientinnen lernen, was Genießen tatsächlich bedeutet oder ihren Körper und ihre Gefühle wieder (neu) wahrzunehmen. All diese therapeutischen Angebote sollen zum Entdecken neuer, höherer Werte im Leben führen, die deutlich über dem Alkohol stehen. Denn das Schöne sei heilsam, wie es Musalek auch in seinem Buch „Ars Medica. Zu einer neuen Ästhetik in der Medizin" formulierte.[12] Und der Erfolg? Musalek: „Patienten, die dieses Programm durchlaufen und auch nachher in loser ambulanter Behandlung blieben, erreichen über lange Zeit eine Abstinenzrate von 80 Prozent."

12 Musalek und Poltrum. 2010

Wollust *(dt.)*, **epshi** *(alb.)*, **şəhvət** *(aserbeid.*
情慾 *(chin.)*, **vellyst** *(dän.)*, **lust** *(engl.)*, **him**
(finn.), **luxure** *(franz.)*, Λαγνεία *(griech.)*, કામવાસ
(gujarati), कामुकता *(hindi)*, **hawa nafsu** *(indon.*
girnd *(isländ.)*, **lussuria** *(ital.)*, **rojQo'** *(klingon.*
luxúria *(katalan.)*, **luxuria** *(latein.)*, **hiahia** *(maori*
Вожделение *(russ.)*, **vällust** *(schwed.)*, **stras**
(slowen.), **şehvet** *(türk.)*, **blys** *(walis.)*, **Wollus**
(dt.), **epshi** *(alb.)*, **şəhvət** *(aserbeid.)*, 情
(chin.), **vellyst** *(dän.)*, **lust** *(engl.)*, **himo** *(finn.*
luxure *(franz.)*, Λαγνεία *(griech.)*, કામવાસ
(gujarati), कामुकता *(hindi)*, **hawa nafsu** *(indon.*
girnd *(isländ.)*, **lussuria** *(ital.)*, **rojQo'** *(klingon.*
luxúria *(katalan.)*, **luxuria** *(latein.)*, **hiahia** *(maori*
Вожделение *(russ.)*, **vällust** *(schwed.)*, **stras**
(slowen.), **şehvet** *(türk.)*, **Wollust** *(dt.)*, **epsl**
(alb.), **şəhvət** *(aserbeid.)*, 情慾 *(chin.)*, **velly**
(dän.), **lust** *(engl.)*, **himo** *(finn.)*, **luxure** *(franz.*
Λαγνεία *(griech.)*, કામવાસના *(gujarati)*, कामुक
(hindi), **hawa nafsu** *(indon.)*, **girnd** *(isländ.*
lussuria *(ital.)*, **rojQo'** *(klingon.)*, **luxúria** *(katalan.*
luxuria *(latein.)*, **hiahia** *(maori)*, **Вожделени**
(russ.), **vällust** *(schwed.)*, **strast** *(slowen.)*, **şehve**
(türk.), **blys** *(walis.)*, **Wollust** *(dt.)*, **epshi** *(alb.*
şəhvət *(aserbeid.)*, 情慾 *(chin.)*, **vellyst** *(dän.*
lust *(engl.)*, **himo** *(finn.)*, **luxure** *(franz.)*, Λαγνεί
(griech.), કામવાસના *(gujarati)*, कामुकता *(hindi*
hawa nafsu *(indon.)*, **girnd** *(isländ.)*, **lussuria** *(ital*

Wollust

Sexsucht

„Und alle Lust will Ewigkeit" (Nietzsche)
„Wollust ist der Sünden Köder"
„Comme il mange, il fait l'amour"

Wollust *(dt.)*, epshi *(alb.)*, şəhvət *(aserbeid.,*
情慾 *(chin.)*, vellyst *(dän.)*, lust *(engl.)*, him
(finn.), luxure *(franz.)*, Λαγνεία *(griech.)*, કામવાસ
(gujarati), कामुकता *(hindi)*, hawa nafsu *(indon.,*
girnd *(isländ.)*, lussuria *(ital.)*, rojQo' *(klingon.,*
luxúria *(katalan.)*, luxuria *(latein.)*, hiahia *(maori,*
Вожделение *(russ.)*, vällust *(schwed.)*, stras
(slowen.), şehvet *(türk.)*, blys *(walis.)*, Wollus
(dt.), epshi *(alb.)*, şəhvət *(aserbeid.)*, 情慾
(chin.), vellyst *(dän.)*, lust *(engl.)*, himo *(finn.,*
luxure *(franz.)*, Λαγνεία *(griech.)*, કામવાસ
(gujarati), कामुकता *(hindi)*, hawa nafsu *(indon.,*
girnd *(isländ.)*, lussuria *(ital.)*, rojQo' *(klingon.,*
luxúria *(katalan.)*, luxuria *(latein.)*, hiahia *(maori,*
Вожделение *(russ.)*, vällust *(schwed.)*, stras
(slowen.), şehvet *(türk.)*, Wollust *(dt.)*, epsl
(alb.), şəhvət *(aserbeid.)*, 情慾 *(chin.)*, vellys
(dän.), lust *(engl.)*, himo *(finn.)*, luxure *(franz.,*
Λαγνεία *(griech.)*, કામવાસના *(gujarati)*, कामुक
(hindi), hawa nafsu *(indon.)*, girnd *(isländ.,*
lussuria *(ital.)*, rojQo' *(klingon.)*, luxúria *(katalan.,*
luxuria *(latein.)*, hiahia *(maori)*, Вожделени
(russ.), vällust *(schwed.)*, strast *(slowen.)*, şehve
(türk.), blys *(walis.)*, Wollust *(dt.)*, epshi *(alb.,*
şəhvət *(aserbeid.)*, 情慾 *(chin.)*, vellyst *(dän.,*
lust *(engl.)*, himo *(finn.)*, luxure *(franz.)*, Λαγνεί
(griech.), કામવાસના *(gujarati)*, कामुकता *(hindi,*
hawa nafsu *(indon.)*, girnd *(isländ.)*, lussuria *(ital.,*

Analysiert man die zweite fleischliche Sünde, die „Todsünde der Wollust" aus Sicht der Anti-Aging-Medizin, dann kann sie wohl als die am wenigsten zeitgemäße „Todsünde" bezeichnet werden. Gesundheitlich negative Auswirkungen sind jedenfalls durch die „luxuria" an sich nicht zu erwarten. Im Gegenteil: Sex ist gesund bis ins hohe Alter. Ein buntes erotisches Sexualleben fördert die Durchblutung, hebt die Hormonspiegel und fördert durch Berührungsreize die mentale Gesundheit. Allerdings muss man auch hier das Gespür für die jeweils eigenen Grenzen entwickeln.

Auch der Umgang mit der Lust ist eine Kunst. Man könnte sogar sagen, die Wollust ist ein gutes Beispiel dafür, wo die Grenzen zwischen Genuss und Sucht verlaufen können. Historisch betrachtet sind wir in unserem Kulturkreis durch die Erhebung der Wollust zur Wurzelsünde („Todsünde") über Jahrhunderte mit einer äußerst asketischen, lust- und frauenfeindlichen Einstellung konfrontiert worden. Das ihre dazu beigetragen haben die frühen Kirchenväter. Augustinus, erster Kirchenvater, war voller neurotischer Widersprüchlichkeit. Einerseits verheiratet und Vater eines Kindes, verlässt er seine Frau und hat mehrere Geliebte. „Oh Gott, gib mir Keuschheit und Enthaltsamkeit," ruft Augustinus in seinen Jünglingsjahren aus und führt als Nachsatz an: „Aber bitte noch nicht jetzt." Der Lebemensch, der den Weg in die Religion findet, will sein altes Leben hinter sich lassen und von nun an war ihm „das Weib (...) ein minderwertiges Wesen, das von Gott nicht nach seinem Ebenbilde geschaffen wurde."[13].

....

13 Augustinus. 1997

Im Mittelalter eiferten ihm viele Mönche nach und schrieben sich regelrecht in eine misogyne Rage. Frauen wurden von monastischen Asketen als „Thronsessel Satans" bezeichnet oder überhaupt als der Sitz alles Bösen gedeutet. Im 15. Jahrhundert verdichtete sich dann die Frauenfeindlichkeit im „Hexenhammer", der zur Grundlage der Hexenverfolgung wurde.

Gesund erscheint das nicht und mit dem biblischen Jesus von Nazareth hatte das auch nichts zu tun. Von ihm ist jedenfalls keine Misogynie und lustfeindliche Askese überliefert. Im Gegenteil: Er pflegte einen liebevollen Umgang mit Frauen, und manche Quelle berichtet, dass er Maria Magdalena öffentlich auf den Mund küsste und sie womöglich auch seine Frau/Freundin gewesen war.

Beachten sollte man freilich, dass die frühen Kirchenväter nicht das exklusive Copyright auf Sexualfeindschaft hatten. Auch antike Philosophen, wie etwa Platon, hatten der Wollust nichts Gutes nachgesagt. Aristoteles verfällt, so die Legende, der Hetäre Phyllis und geniert sich dafür so, dass seine Abwehr der Sexualität gegenüber noch verstärkt wirkt. Plinius der Ältere wiederum lobt die Tugendhaftigkeit der Elefanten, die sich nur alle zwei Jahre – und ohne Vergnügen – der Kopulation hingaben. Und Seneca empfiehlt Stoikern überhaupt die Enthaltsamkeit. Offensichtlich gehörte es zum guten Ton der schreibenden Community der Antike, die Askese, die Enthaltsamkeit und die Abstinenz in den Himmel zu loben. Mag sein, dass dies aus theologisch-philosophischen Überlegungen Sinn machte. Aus gesundheitlichen Gründen gibt diese Übung wenig her.

Anders als im Christentum witterte man indes in Indien und China in der Wollust keine Gefahr für die Spiritualität. Der Hinduismus kennt das „Tantra der Liebe", Männer wie Frauen sollen es praktizieren und die Unterscheidung nach Geschlechterrollen ist dabei eine völlige Nebensächlichkeit.[14] Wichtig ist der beidseitige Genuss, das Erobern neuer Sphären des ekstatischen Erlebens, das auch einen spirituellen Charakter haben soll. Explizit positiv eingestellt zu Spiritualität und Sexualität ist auch der Taoismus. Ungefähr zur selben Zeit, als Papst Gregor die Wollust zur Todsünde erklärte, erlebt dieser in China eine Hochblüte. Anstatt Sexualität als ungebührliche Ablenkung zu behandeln, zählte den Taoisten vielmehr die Entwicklung einer erotischen Kultur als Basis für Kreativität, künstlerisches Schaffen und Spiritualität. Männer wie Frauen wurden daher angehalten, ihre erotischen Kenntnisse zu kultivieren, um innere Selbstheilungs- und Verjüngungsprozesse in Gang zu setzen und nach einem langen und gesunden Leben einen Weg zur Unsterblichkeit zu finden.

Auch für die Wüstenväter, unsere ersten „Hippies" in der ägyptischen Wüste, war die Wollust an sich noch gar nicht so „sündhaft". Sie würde es erst werden, wenn man ihr ungezügelten Lauf ließe, meinte Evagrius: „Genau wie der Dämon der Fresslust lässt der Dämon der Unzucht das rechte Maß vergessen." Evagrius wies – beseelt von antiker Tugendlehre – aber auch darauf hin, „dass man die der Unzucht entgegengesetzte Tugend, die Keuschheit, übertreiben

14 Thirleby. 1978

könne. Somit wäre ein bewusster und integrativer Umgang mit der Sexualität anzustreben, der „weder im exzessiven Ausleben noch in Prüderie ausarten darf."[15]

Heute fragt man sich freilich: Was ist das rechte Maß? Fakt ist, dass wir in pluralistischen Zeiten leben – und das ist auch gut so. Neben einer unglaublichen Bandbreite an erotischen Subkulturen, Swingerclubs und digitalen Dating-Plattformen für die „Liebe fürs Leben" bis zum schnellen „casual dating", leben die einen in (serieller) Monogamie, während sich andere in wilder Promiskuität und Polyamorie versuchen. Angeregt wird darüber diskutiert, wie biologisches Geschlecht (sex), soziales Geschlecht (gender) und Begehren (desire) zusammenhängen und wie Liebe in diesem Zusammenhang entsteht und vergeht.

Die Frage, welch ein quantitatives Maß für die angemessene Wollust noch als gesund zu bezeichnen wäre, so wie sie Albert Kinsey in den 1950er-Jahren stellte, wirkt heute antiquiert. Damals hatte seine Entdeckung, dass ein täglicher Orgasmus für den Durchschnittsmann durchaus im Bereich des Möglichen läge, für den prüden Durchschnittsbürger aber noch durchaus eine Orientierungsfunktion. Heute würde man sagen: Ob 1, 2, 3 Orgasmen pro Jahr, Monat oder Tag: alles ist möglich. Die Grenze verläuft entlang des: „So tut mir das (nicht mehr) gut".

Um im europäischen Kulturkreis einen ungezwungeneren Umgang zur Sexualität zu finden, brauchte es allerdings eine kulturelle Entwöhnung von Prüderie, Bigotterie und

---

15 Tibi. 2012

Frauenfeindlichkeit. Zu sehr war diese durch die Kultur der sittsamen Enthaltsamkeit verordnet gewesen. Mediziner begannen sich erst im 19. Jahrhundert stärker mit der Kartografierung des Sexualtriebes zu beschäftigen, bezeichneten aber noch alle Abweichungen von normiertem ehelichem Sexualverhalten als Perversion.

Andererseits: So genau nahm man es mit der Sittsamkeit nun auch wieder nicht. In Wien waren etwa zur Zeit des Wiener Kongresses die Adamistenbälle (1814/1815) sehr beliebt. Mitglieder des internationalen Adels trafen sich im Adamskostüm, um den Abend mit einer Orgie ausklingen zu lassen ...

Sigmund Freud trug dann mit der Entwicklung der Psychoanalyse viel zur Enttabuisierung der Sexualität bei. Dass das freie Sprechen über eigene sexuelle Wünsche die Psyche heilen kann, hatte ihn schlagartig berühmt gemacht. Freuds Ausgangsposition ist allerdings für uns kaum mehr nachvollziehbar: Sexualität war dermaßen tabuisiert worden, dass Frauen in Salons mitunter in Ohnmacht fielen, wenn bloß der Name Freud erwähnt wurde. Zu sehr war sein Name mit Sex, Trieb und Unzucht verbunden. Heute ist diese Form der „Hysterie" oder „Konversionsneurose" in unserem Kulturkreis zwar so gut wie ausgestorben. Freuds Kulturtheorie – dass Kreativität, Kunst und Kultur zum Gutteil nichts anderes wären als überformte, „sublimierte" Triebenergie – erschien manchen Zeitgenossen aber noch lange als geradezu ungehörig.

Nach dem zweiten Weltkrieg begannen auch die Sozialwissenschaften die Sexualität zu entdecken. Die bereits erwähnten Kinsey-Reports machten einen Blick in die

Schlafzimmer der USA, Masters & Johnson entwickelten das „Vier-Stufen-Modell" der sexuellen Erregung und der Freud-Schüler Wilhelm Reich erlebte eine Renaissance. Der Vorkämpfer für die „sexuelle Revolution" wurde 1968 von den rebellierenden Studenten wiederentdeckt. Anders als Freud hatte Reich den Sinn fürs Praktische entwickelt. So entließ er Patientinnen zum Beispiel erst dann als geheilt aus der Therapie, wenn sie die Selbstbefriedigung erlernt hatten.

Die „68er" nahmen Reichs Ideen von der „sexuellen Revolution" begeistert auf, nicht zuletzt deshalb, weil die „Antibabypille" erstmals angstfrei konsequenzenlosen Sex ermöglichte. Viel wurde experimentiert, mit „freier Liebe", „Kommunen" und alternativen Lebens- und Liebesformen. Die Hippiebewegung kreierte dann noch den Beischlaf für den Frieden: „Make love, not war" und der One-Night-Stand („Wer zweimal mit derselben pennt, gehört schon zum Establishment") wurde dann zur „spätbürgerlichen Kümmerform der Orgie."[16]

Die neue sexuelle Freiheit fiel aber zweischneidig aus. Durch Film, Literatur und Folklore geisterte zwar die „reine Lust". Die Sexualität sei aber durch die Befreiung im Durchschnitt eher banalisiert und kommerzialisiert worden, monierten Kritiker, wie etwa der Philosoph Herbert Marcuse.

Wer heute die Zahlen zum Besuch von Pornoseiten im Internet ansieht, mag ihm Recht geben. Die Digitalisierung brachte einen neuen Trend mit sich: Pornografie

16 Ernst. 2011

ist ubiquitär verfügbar und wird auch ubiquitär genutzt. Zwar sind Darstellungen von Geschlechtsverkehr wohl schon seit der Antike und im Orient verbreitet – auf Wandbildern in Pompeij oder antiken Vasen. So gesehen hat die Darstellung von Sex eine lange Tradition. Aber noch nie waren Angebot und Nachfrage so groß. Rund 25 Prozent aller Suchanfragen auf Google & Co drehen sich um Sex, 20 Prozent der Männer und 13 Prozent der Frauen schauen sich erotische Inhalte auch im Büro an. 2019 verzeichnete „Pornhub", eine der größten Pornoseiten im Netz, 42 Milliarden Aufrufe, das sind 115 Millionen Besuche pro Tag. Insgesamt wurden jährlich mehr als sechs Millionen neue Videos hochgeladen, mit einer Gesamtspieldauer von knapp 170 Jahren.[17]

Aus der Sicht der Anti-Aging-Medizin stellt die Pornografie ebenso wenig wie die Wollust ein Problem dar – solange die Suche nach dem Genuss nicht in einem zwanghaften Verhalten, also einer „stoffungebundenen Sucht" endet. Die Grenzziehung dafür verläuft entlang pragmatischer Kriterien. Verschlingt der Pornokonsum immer mehr Ressourcen an Zeit und Geld und beginnen darunter Beruf, Schule und Beziehungen zu leiden, könnte bereits ein Kontrollverlust – also ein Zeichen von Sucht – vorliegen. Schon 2014 hatte Garry Wilson in seinem Buch „Your brain on porn" auf das Suchtpotenzial der Internetpornografie hingewiesen.[18] Mittlerweile ist die Pornosucht eine anerkannte Erkrankung. Die WHO hat in ihrer neuen Krankheitsklassifikation „International

---

17 Pornhub. 2019
18 Wilson. 2014

Classification of Diseases 11", kurz dem „ICD 11" genau diese zwanghafte Sexualstörung daher unter dem Punkt „Zwanghaftes Sexualverhalten (6C72)" als eigene Krankheitskategorie eingeführt.[19] Sexualtherapeuten meinen, das sei „ein Segen", da sie nun die Therapie auf Krankenschein anbieten können.

Die Sex- und/oder Pornosucht kann dabei alle treffen – alle Gesellschaftsschichten, Männer wie Frauen, Jüngere wie Ältere. Dabei betonen Sexualtherapeuten, dass gegen lustig, bunt und munter nichts einzuwenden sei. „Schwierig wird es, wenn man den Ausschalter nicht mehr findet, " sagt etwa die Münchener Sexualtherapeutin Heike Melzer[20]. Das heißt, erst wenn sich sexuelle Fantasien wie ein roter Faden durch den Tag ziehen und immer mehr Zeit für intensivere Reize aufgewendet werden muss, spricht man von einer Toleranzentwicklung und damit einhergehender Dosissteigerung. Hirnphysiologisch lässt sich dieses Stadium mit dem berühmten „Dopamin-Kick" erklären: Dopamin, von einigen auch als „das Ticket ins Schlaraffenland" bezeichnet, wird in diesem Stadium vom Gehirn nicht mehr so schnell und in großen Dosen ausgeschüttet. Für den neuen exzessiven Dopamin-Kick braucht es daher neue Stimulanz. Möglicherweise kann es hier dann schon zu negativen Auswirkungen auf Schule, Beruf und Beziehungen kommen, weil das Pornoschauen wieder erst um zwei Uhr morgens endete und man den nächsten Tag unausgeschlafen und unkonzentriert begehen muss.

....

19 World Health Organization (WHO). 2021
20 Melzer. 2020

Dabei kann sich die Pornosucht mitunter zu einem veritablen Problem entwickeln. Sexualtherapeuten berichten von Patienten, die vier- bis fünfstellige Beträge für Telefon-, Video- oder Online-Sexchats ausgegeben haben. Einige kämen auch mit dem Gesetz in Konflikt, etwa durch den Download verbotener Kinderpornografie. Wenn sich sexuelle Fantasien und Verhaltensweisen trotz negativer Folgen nicht mehr steuern lassen, ist das nächste Suchtkriterium erfüllt: der Kontrollverlust. Dieser ist dann das schwerste Anzeichen der „stoffungebundenen Sucht". Spätestens in diesem Stadium sollten Betroffene dann bei Therapeuten Hilfe in Anspruch nehmen, um den Weg zurück zu planen.

Betroffen sein können von der Sex- und Pornosucht, wie gesagt, alle Schichten und Altersklassen, wobei die Praxis zeigt, dass es mehr Männer als Frauen betrifft. Frauen haben dabei öfters das Problem, das sie sich durch neues Sexspielzeug (Vibratoren, „womanizer" & Co) zu sehr an starke Reize gewöhnt haben. Ein guter Teil der Klientel, die sexualtherapeutische Hilfe sucht, sind auch Paare, die ihre gemeinsame Lust verloren haben. Auch ihre Problemlagen bewegen sich zwischen einem „zu wenig" oder „zu viel". Das Spektrum reicht von gemeinsam empfundener Lustlosigkeit bis hin zum Verlust der Lust auf gemeinsamen Sex durch Pornokonsum oder Sexspielzeug.

Die gute Nachricht: Der Ausstieg aus dem exzessiven Übermaß funktioniert. Dabei ist die Methode ähnlich, wie bei Paaren, die an Lustlosigkeit leiden: Bewusste (Pornografie-)Enthaltsamkeit. 100 Tage Pornoverbot, aber durch eigene Fantasie angeregte Autoerotik oder Sex (oder nur Kuscheln) mit dem Partner sind empfohlen.

Damit könne man sich den sexuellen Genuss wieder zurückholen. Manchmal bliebe bei einigen aber auch etwas zurück. Wer Pornos über Jahre exzessiv konsumierte, für den kann es sein wie bei Alkoholikern. Man ist „trocken", aber muss auch trocken bleiben. „Pornografie ist ein Genussmittel", sagt Melzer. Die Frage ist: „Wieviel brauche ich davon?" Sex, so die Botschaft, macht auch ohne Porno Spaß – auch wenn es sich manche nicht mehr vorstellen konnten.

Verhaltenssüchte – die stofflosen Süchte

Sucht wird fast immer mit Substanzen oder Drogen in Verbindung gebracht – Nikotin, Alkohol, Kokain oder Heroin. Im quantitativen Sinne stimmt das. Die meisten Suchterkrankungen hängen mit Substanzen zusammen. Aber es kann eben auch ein bestimmtes Verhalten auffällig werden – und süchtig machen. Bekannte stoffungebundene Verhaltenssüchte sind etwa die Kaufsucht, die Spielsucht, die Arbeitssucht, die Sportsucht oder auch die Sexsucht. So wie die Pornosucht wird heute auch die Spielsucht als eigene Diagnose unter „Impulskontrollstörungen" im ICD 11 gelistet. Bei Verhaltenssüchten betonen Experten, dass nicht jedes exzessive Verhalten sogleich als süchtig zu bezeichnen ist.

Als Sucht (oder Impulskontrollstörung) wird ein Verhalten dann kategorisiert, wenn Dauer und Ende nicht mehr kontrolliert werden können. „Der Geist ist willig, das Fleisch ist schwach" gilt auch hier. Wobei der Wille durch das körpereigene Belohnungssystem im Gehirn ausgehebelt wird, das gierig nach immer mehr verlangt. Zu einer stoffungebundenen Sucht kann sich auch eine Substanz-sucht hinzugesellen. Zur Spielsucht etwa eine Alkoholab-hängigkeit. Spielen als auch Alkoholkonsum feuern das körpereigene Belohnungssystem an. Dieses Kombipack-Phänomen kann aber auch bei anderen Verhaltenssüch-ten auftreten – etwa bei der Internet- oder Sexsucht. Ar-beitssüchtige („Workaholics") wiederum können in ein Burn-out gleiten, die Kaufsucht in den finanziellen Ruin führen. Körperliche und psychische Konsequenzen von stoffungebundenen Süchten können dabei stoffgebunde-nen Süchten ähneln: Entzugserscheinungen, Depressio-nen, Gereiztheit, Ängste. Aber auch Zittern, innere Unru-he, Verdauungs- und Sexualstörungen.

An Therapiemöglichkeiten gibt es einiges: Neben den klassischen Selbsthilfegruppen oder Psychotherapie (häufig Verhaltenstherapie) gibt es im akuten Fall auch medikamentöse Hilfe. Der Behandlungsschwerpunkt liegt immer auf der Stabilisierung der Persönlichkeit. Man lernt, vom alten Verhalten wegzukommen, mit Rückfällen umzugehen und neue Lebensziele zu erarbei-ten. Eingeübt wird Stressresistenz gegenüber suchtaus-lösenden Reizen und die Kunst des „Maßhaltens", also die eigenständige Kontrolle von Impulsen. Eine völlige Abstinenz von alltäglichen Tätigkeiten wie Arbeiten, Einkaufen, Unterhaltung oder Sex wird nicht angestrebt, dies wäre eine sinnbefreite Zielsetzung.

Trägheit (dt.), përtacia (alb.), tənbəlli (aserbeid.), 懶惰 (chin.), dovenskab (dän.), slot (engl.), laiskuudesta (finn.), paresse (franz.), οκνηρία (griech.), આળસ (gujarati), आलस (hindi), kemalasan (indon.), dugleysi (isländ.), pigrizia (ital.), tlhaw'DlyuS (klingon.), mandr (katalan.), acedia (latein.), māngere (maori), Лень (russ.), lättja (schwed.), lenoba (slowen.), tembellik (türk.), diogi (walis.), Trägheit (dt.), përtacia (alb.), tənbəllik (aserbeid.), 懶惰 (chin.), dovenskab (dän.), sloth (engl.), laiskuudest (finn.), paresse (franz.), οκνηρία (griech.), આળ (gujarati), आलस्य (hindi), kemalasan (indon.), dugleysi (isländ.), pigrizia (ital.), tlhaw'Dlyu (klingon.), mandra (katalan.), acedia (latein.), māngere (maori), Лень (russ.), lättja (schwed.), lenoba (slowen.), tembellik (türk.), diog (walis.), Trägheit (dt.), përtacia (alb.), tənbəlli (aserbeid.), 懶惰 (chin.), dovenskab (dän.), slot (engl.), laiskuudesta (finn.), paresse (franz.), οκνηρία (griech.), આળસ (gujarati), आलस (hindi), kemalasan (indon.), dugleysi (isländ.), pigrizia (ital.), tlhaw'DlyuS (klingon.), mandr (katalan.), acedia (latein.), māngere (maori), Лень (russ.), lättja (schwed.), lenoba (slowen.), tembellik (türk.), diogi (walis.), Trägheit (dt.), përtacia (alb.), tənbəllik (aserbeid.), 懶惰 (chin.), dovenskab(dän.),sloth(engl.),laiskuudesta(finn.

Trägheit

Faulheit
Müßiggang

„Ein Laster kommt selten allein"
„Müßiggang ist aller Laster Anfang"

Trägheit (*dt.*), përtacia (*alb.*), tənbəlli (*aserbeid.*), 懶惰 (*chin.*), dovenskab (*dän.*), slot (*engl.*), laiskuudesta (*finn.*), paresse (*franz.*, οκνηρία (*griech.*), આળસ (*gujarati*), आलस् (*hindi*), kemalasan (*indon.*), dugleysi (*isländ.*, pigrizia (*ital.*), tlhaw'DIyuS (*klingon.*), mandr (*katalan.*), acedia (*latein.*), māngere (*maori*, Лень (*russ.*), lättja (*schwed.*), lenoba (*slowen.*, tembellik (*türk.*), diogi (*walis.*), Trägheit (*dt.*, përtacia (*alb.*), tənbəllik (*aserbeid.*), 懶惰 (*chin.*, dovenskab (*dän.*), sloth (*engl.*), laiskuudest (*finn.*), paresse (*franz.*), οκνηρία (*griech.*), આળસ (*gujarati*), आलस्य (*hindi*), kemalasan (*indon.*, dugleysi (*isländ.*), pigrizia (*ital.*), tlhaw'DIyu (*klingon.*), mandra (*katalan.*), acedia (*latein.*, māngere (*maori*), Лень (*russ.*), lättja (*schwed.*, lenoba (*slowen.*), tembellik (*türk.*), diog (*walis.*), Trägheit (*dt.*), përtacia (*alb.*), tənbəlli (*aserbeid.*), 懶惰 (*chin.*), dovenskab (*dän.*), slot (*engl.*), laiskuudesta (*finn.*), paresse (*franz.*, οκνηρία (*griech.*), આળસ (*gujarati*), आलस् (*hindi*), kemalasan (*indon.*), dugleysi (*isländ.*, pigrizia (*ital.*), tlhaw'DIyuS (*klingon.*), mandr (*katalan.*), acedia (*latein.*), māngere (*maori*, Лень (*russ.*), lättja (*schwed.*), lenoba (*slowen.*, tembellik (*türk.*), diogi (*walis.*), Trägheit (*dt.*, përtacia (*alb.*), tənbəllik (*aserbeid.*), 懶惰 (*chin.*, dovenskab(*dän.*),sloth(*engl.*),laiskuudesta(*finn.*

In der Antike hatte die Trägheit noch einen hohen Stellenwert. Unter den Aristokraten und Philosophen galt das kontemplative Nichtstun geradezu als Tugend. Aristoteles meinte überhaupt, Arbeit sei mit Anspannung und Schmerz verbunden und viel zu „zielgerichtet", um kluge Gedanken fassen zu können. Im Vergleich dazu sei die Muße Zweck für sich selbst, also pure Glückseligkeit. Auch der Anti-Aging-Medizin gilt die körperliche Entspannung als ein wichtiger Gesundheitsfaktor. Gesunder Schlaf und ein gut ausbalanciertes Work-Life-Verhältnis wirken stressmindernd und gelten als wichtige Anti-Aging-Faktoren.

In der jüdisch-christlichen Tradition war die Trägheit allerdings gefürchtet. Die Welt ist voll von Sünde und Verführungen und wer müßiggängerisch vor sich hin trödle, könnte auf dumme Gedanken kommen. Vor allem die fleischlichen Sünden, die Völlerei und die Wollust, lauern den Trägen auf. Zudem trage der Faule auch nichts zum Gemeinwohl bei. Und wer der Faulheit fröne, für den findet Paulus im Brief an die Thessalonicher strenge Worte: „Wer nicht arbeiten will, soll auch nicht essen." (2 Thess 3,10) Benedikt von Nursia (480–547) setzte diese Aussage dann um in das berühmte „Ora et labora" („Bete und arbeite").

Der Müßiggang hatte aber auch unter den Reformatoren einen schlechten Ruf. „Der gute Christ habe viel zu wachen und früh aufzustehen wider die Faulheit", schrieb etwa Martin Luther. „Denn fressen, saufen, viel schlafen, faulenzen und müßig gehen sind Waffen der Unkeuschheit."[21]

....

21 Luther. 1520

Da war er sich mit dem um 20 Jahre jüngeren Johannes Calvin (1509–1564) einig, der die Trägheit unbedingt vermeiden wollte. Für Calvin, der Leitfigur des Puritanismus, stand ein bescheidenes, arbeitsames Leben an erster Stelle – auch im Fall hoher ökonomischer Gewinne. Der Teufel schlafe nämlich nicht und die Trägheit samt sexueller Verführung lauere immer und überall, besonders, wenn man gelangweilt auf seiner Liegestatt herumfläze. Wenn Arbeit allein nicht mehr helfe, um sich gegen sexuelle Versuchungen zu wappnen, so nehme man kalte Bäder und Pflanzenkost. Auf jeden Fall vermeide man die Kontemplation! Außer man benötige sie unbedingt aus Gründen der Arbeit. Für den Soziologen Max Weber hatte dieser Wertekanon, den er als „protestantische Arbeitsethik" bezeichnete, noch einen anderen Grund. Wirtschaftlicher Erfolg galt calvinistischen Unternehmern als Zeichen für eines der raren Himmelstickets. Eine sehr poetische Erklärung für die Entstehung des Kapitalismus, könnte man sagen. Dem gemeinen Fußvolk erschien die Trägheit weit weniger gefährlich. Im Mittelalter gab es zu den 52 Sonntagen noch mindestens 35 Feiertage dazu. Und in den Reihen der Unfreien, Bauern und Arbeiter hatte die Trägheit auch nie so einen schlechten Ruf. Paul Lafargue, ein früher Arbeiterführer, würdigte die Trägheit als „Mütter der Künste und edlen Tugenden" und der Schwiegersohn von Karl Marx schrieb „Die Pflicht zur Faulheit". In Zeiten von Kinderarbeit und 80-Stunden-Woche wohl eine äußerst verständliche Provokation.

Warum aber dann die helle Aufregung um die Trägheit? Interessanterweise war den Asketen in der ägyptischen Wüste die Trägheit nicht wegen des untätigen Herumliegens als Laster erschienen. Denn das als süß empfundene Nichtstun würde ja eher Behagen auslösen – was an sich kein Problem darstelle, sofern man den Dämon der Wollust im Auge behalten konnte. Evagrius hatte bei der Analyse der Trägheit vor allem die Schattenseite der „Acedia" im Auge: den Überdruss, die tiefe innere Leere und Lustlosigkeit, die die Psyche ohne greifbaren Grund befallen kann. In heutigen Worten würde man dies wohl als Anzeichen einer depressiven Verstimmung ansehen, die sich zu einer Depression auswachsen könnte. Evagrius ordnete diesem Gefühl den „Mittagsdämon" zu, weil er Mönche vor allem um die Mittagszeit überfiel – beim Warten auf das Essen zur neunten Stunde, also zwischen drei und vier Uhr nachmittags:

> „Zuerst bewirkt er, dass die Sonne anzusehen ist, als ob sie sich nur schwer oder überhaupt nicht bewege, und den Eindruck macht, als habe der Tag fünfzig Stunden. Dann nötigt er ihn, ununterbrochen auf die Fenster zu starren und aus seiner Zelle herauszuspringen, um die Sonne zu beobachten, wie weit sie noch von der neunten Stunden entfernt ist und dorthin zu umherzuschauen, ob nicht einer der Brüder ... Ferner flößt er ihm Hass auf seinen Wohnort ein, auf sein Leben und auf seine Handarbeit, und dass die Liebe unter den Brüdern verschwunden sei und sich niemand finde, um ihn zu trösten. Und falls jemand den Mönch in diesen Tagen gekränkt hat, bedient sich der Dämon auch dessen, um seinen Hass zu vermehren."[22]

....

22 Ponticus. 2008, S. 95

Schlechte Stimmung also um die Mittagszeit. Physiologisch betrachtet könnte es sich hier wohl um einen Blutzuckerabfall handeln, der ähnliche Symptome auslösen kann, oder um andere Grunderkrankungen. Um die Gesundheit der Asketen war es in der Regel nicht so gut bestellt. Sie schoben ihre Trägheit und Müdigkeit aber dem „Mittagsdämon" in die Schuhe, wurde doch in der Antike die Mittagszeit und nicht die Mitternacht als Geisterstunde angesehen. Die Wüsteneremiten lebten allein in kleinen Hütten. Essen gab es eben genau einmal am Tag zur neunten Stunde. Wenn sie nicht schliefen, beteten sie oder machten Handarbeiten. Um die Mittagszeit sehnte man sich nach Abwechslung und konnte die Mahlzeit um 15 Uhr oft kaum mehr erwarten. Nach dem Essen konnte sich die Trägheit aber in einen Überdruss weiterentwickeln. Dem Eremiten überkam der Ekel über ihren Ort, man fantasierte, anderswo sei es (doch) besser. Alte Kränkungen stiegen aus dem Gedächtnis auf, was die Unlust noch vermehrte. Man war, so könnte man sagen, „mit der Gesamtsituation unzufrieden", es fehlte jegliche Lust etwas zu tun, die Freude am geistigen Leben verschwand. „Der Überdruss", so schrieb Evagrius sehr pragmatisch, „ist eine Erschlaffung der Seele." Man gähne viel, versinke leicht in den Schlaf, reibe sich die Augen, wende sie von dem Buch ab und starre an die Wand. „Zuletzt klappe er [der Mönch] das Buch zu und legt den Kopf drauf und verfällt in einen nicht allzu tiefen Schlaf, denn der Hunger weckt schließlich seine Seele auf, und die geht

dann erneut ihren eigenen Sorgen nach."[23]
Würde heute ein Asket einem Therapeuten dies so be-schreiben, könnte es leicht sein, dass ihm nach dem Dia-gnosemanual der WHO, dem ICD 11, eine „depressive Verstimmung" diagnostiziert werden würde.

Erwähnenswert in diesem Zusammenhang ist wohl auch „Oblomov", der Titelheld im gleichnamigen Roman von Iwan Gontscharow (1812–1891). Oblomov, ein russi-scher Adeliger, wird darin als der Inbegriff des trägen und schläfrigen Faulpelzes beschrieben, der sein Leben sinnlos empfindet, aber nicht die Kraft für Taten findet. Statt um die Pflege seiner Ländereien kümmert ihn nur sein Mittagsschlaf, der Höhepunkt des Tages. Alle Ver-suche, ihn in geregelte Bahnen zu lenken, scheitern. Als Oblomov stirbt, bringt sein Freund sein Ende auf den Punkt: „Er ist um nichts zugrunde gegangen."

Was also tun? Therapeuten im heutigen Sinne gab es in der Antike noch nicht. Antidepressiva noch weniger. Da-her war Eigeninitiative angesagt. Die ersten Psychonau-ten handelten daher nach dem Motto: So weit solle man es erst gar nicht kommen lassen. Über die Jahrtausende wurden daher ähnliche Präventionsmittel vorgeschla-gen. Im klösterlichen Zusammenhang war dies zumeist das inständige Gebet, damit der „Dämon des Überdrus-ses" fliehe.

Schaffe man es, seinen Alltagsgeschäften nachzugehen und aus dem Kreislauf negativer Gedanke auszusteigen, so hätte man diesen Dämon besiegt. Das sei zwar eine

---

23 Ponticus. 2007, S. 60 f.

echte Herausforderung, meint Evagrius, aber ist er erst einmal besiegt, kommt große Freude auf, denn: „Diesem Dämon folgt unmittelbar kein anderer Dämon. Vielmehr werden der Seele nach dem Kampf ein gewisser friedvoller Zustand und eine unaussprechliche Freude zuteil." Wohl dem, der die Prävention aus eigenen Mitteln schafft!

Das inständige Gebet ist heute für viele wohl nicht mehr zeitgemäß. Aus der Perspektive der Anti-Aging- und Präventions-Medizin sind in Fällen der (depressiven) Apathie, Müdigkeit und Lustlosigkeit aber auch für Betende zuerst Anamnese und körperliche Untersuchungen angesagt, um Erkrankungen ausschließen zu können. Eine Reihe von physiologischen Parametern kann eine Ursache der als unangenehm empfundenen Trägheit sein. Dazu zählen etwa Eisenmangel, zu niedriger Blutdruck, Herzinsuffizienz, Beeinträchtigungen des Immunsystems, Diabetes mellitus, chronischer Jodmangel und damit einhergehende Schilddrüsenunterfunktion, Schlafstörungen oder Störungen des Hirnstoffwechsels.

Und nicht zu vergessen: hormonelle Dysbalancen. Menschen, die plötzlich energielos sind und ihren Alltagstätigkeiten nicht mehr nachkommen können, leiden unter Umständen auch an einem zu niedrigen Dehydroepiandrosteron-(DHEA-)Spiegel. Das DHEA wird in der Nebennierenrinde (bei Männern ausschließlich, bei Frauen auch zu einem geringen Teil in den Eierstöcken) gebildet und gilt als „Powerhormon": es wirkt antidepressiv und macht müde Menschen wieder munter. Da der DHEA-Spiegel im Laufe des Lebens sinkt, ist ein DHEA-Mangel ein Risikofaktor für Antriebslosigkeit. Wird das Hormon substituiert, kann die Energie aber innerhalb kurzer Zeit wieder zurückkehren. DHEA ist als Prohormon ein leistungsstarkes Medikament. Daher sollte die Einnahme immer von Hormonspezialisten kontrolliert werden. In meiner Praxis habe ich aber auch immer wieder erlebt, dass Patienten nach längeren Erholungsphasen über einen deutlich angestiegenen DHEA-Spiegel verfügten. Darauf werde ich im Kapitel „Zorn" noch näher eingehen.

Ganz allgemein betrachtet ist die Trägheit im Normalmodus ein wichtiger Teil des menschlichen zirkadianen Rhythmus. Die richtige Balance zwischen Wachsein und Schlafen ist wichtig für Entspannung, Erholung und Regeneration. Ist dieser Rhythmus, der sich aus dem Tag/Nachtwechsel, aber auch den Jahreszeiten ableitet, gestört, können physische wie psychische Probleme entstehen. Prinzipiell besitzt jede Zelle unseres Körpers eine innere Uhr. Diese Zellen werden durch zwei reiskorngroße Areale im Hypothalamus in der Nähe des Sehnervs beeinflusst, dem „suprachiasmatischen Kern" (Englisch: suprachiasmatic nucleus, SCN). Der SCN ist das oberste Koordinationszentrum der inneren Uhren, die ständig „synchronisiert" werden müssen. Zwar richtet sich die SCN ziemlich genau nach der Sonnenzeit. Doch wer kann sich schon, außer vielleicht ein glückliches Huhn, ein Leben im Rhythmus der natürlichen Lichtquellen einrichten? Das gesellschaftliche Leben findet häufig bei künstlichem Licht statt. Man weiß heute natürlich, dass zu wenig Licht Depressionen nach sich ziehen kann. Ebenso kann in der Nacht blaues Licht, etwa von Handy-Bildschirmen, schädlich wirken. Denn die Ausschüttung von Neurotransmittern und Hormonen wird durch

Helligkeitsrezeptoren in der Netzhaut des Auges angeregt. Dabei ist vor allem das erst um die Jahrtausendwende entdeckte Farbstoffmolekül namens Melanopsin hauptverantwortlich für die biologischen Lichtwirkungen.[24]

Bewegen statt beten

Ein weiterer wichtiger Punkt ist auch die körperliche Bewegung: Schwere körperliche Arbeit ist im Berufsleben heute schon für viele zur Ausnahme geworden. Nur mehr wenige arbeiten „mit der Hand" im Wald oder auf der Baustelle. Auch Bauern fahren mit Traktoren, Bauarbeiter schupfen kaum noch Ziegelsteine, sondern bedienen Maschinen. Der große Rest sitzt zumeist an Bürotischen und erledigt Bildschirmarbeit. Wenn man dann noch dazu mit dem Auto zur Arbeit fährt und mit dem Lift zur Büroetage, geht man pro Tag nur mehr ein paar Meter zu Fuß. Den Rest des Tages verbringt man im Sitzen oder Liegen. Zwar kann man in diesem bewegungslosen Modus fraglos berufliche Höchstleistungen bringen und sich bis zum Burn-out auspowern. Pointiert könnte man aber sagen: Die Leistungsgesellschaft macht auch krank, weil ihr die Bewegung abhandengekommen ist.
Für die individuelle Anti-Aging-Vorsorge ist das schlecht. Der Mensch ist von der Evolution für Bewegung optimiert. Ohne Bewegung aber wird er krank. Der Körper rebelliert. Der Stoffwechsel kommt aus dem Takt.

....

24 Provencio, et al. 1998

Wissenschaftler bringen es mittlerweile so auf den Punkt: Das permanente Sitzen ist genauso toxisch wie das Rauchen, oder anders gesagt: „Sitzen ist das neue Rauchen."[25, 26]

Der Ausweg – allseits bekannt, aber genauso häufig durch den „Dämon" des „inneren Schweinehundes" bedroht: Bewegung sollte „künstlich" in den Alltag eingebaut werden. Dabei gilt aus der Anti-Aging-Perspektive die Devise: Es ist auch bei der Überwindung körperlicher Trägheit die goldene Mitte zu finden. Um möglichst gesund alt zu werden, sollte man sich zwar bewegen, aber exzessiven Spitzensport, wie etwa auch den Marathonlauf, zu meiden. Denn allzu viel ist ungesund. Das zeigen auch die zahlreichen Gelenkoperationen von vielen ehemaligen Tennisspielern, Fußballern oder Schirennläufern.

Aus Anti-Aging-Perspektive ist daher nicht Sport, sondern leichte, aber regelmäßige Bewegung anzuraten. Mehrmals wöchentlich, am besten an fünf Tagen die Woche (nicht an sieben) 45 Minuten walken oder joggen, zweimal die Woche ein leichtes halbstündiges Muskeltraining, um Muskelschwund zu vermeiden.[27] Das wäre aus der Sicht der Anti-Aging-Medizin ein Optimum.

....

25 Stippler. 2017
26 Starrett. 2016
27 Stippler. 2017

Zorn *(dt.)*, **zemërimi** *(alb.)*, **qəzəb** *(aserbeid.)*, 慎怒
(chin.), **vrede** *(dän.)*, **sloth** *(engl.)*, **vihasta** *(finn.*
colère *(franz.)*, **θυμό** *(griech.)*, **ક્રોધ** *(gujarati)*, **करो**
(hindi), **kemurkaan** *(indon.)*, **reiði** *(isländ.)*, **in**
(ital.), **QeH** *(klingon.)*, **ira** *(katalan.)*, **ira** *(latein.*
riri *(maori)*, **гнев** *(russ.)*, **vrede** *(schwed.)*, **jez**
(slowen.), **öfke** *(türk.)*, **dicter** *(walis.)*, **Zorn** *(dt.*
zemërimi *(alb.)*, **qəzəb** *(aserbeid.)*, 慎怒 *(chin.*
vrede *(dän.)*, **sloth** *(engl.)*, **vihasta** *(finn.)*, **colè**
(franz.), **θυμό** *(griech.)*, **ક્રોધ** *(gujarati)*, **करो**
(hindi), **kemurkaan** *(indon.)*, **reiði** *(isländ.)*, **in**
(ital.), **QeH** *(klingon.)*, **ira** *(katalan.)*, **ira** *(latein.*
riri *(maori)*, **гнев** *(russ.)*, **vrede** *(schwed.)*, **jez**
(slowen.), **öfke** *(türk.)*, **dicter** *(walis.)*, **Zorn** *(dt.*
zemërimi *(alb.)*, **qəzəb** *(aserbeid.)*, 慎怒 *(chin.*
vrede *(dän.)*, **sloth** *(engl.)*, **vihasta** *(finn.)*, **colè**
(franz.), **θυμό** *(griech.)*, **ક્રોધ** *(gujarati)*, **करो**
(hindi), **kemurkaan** *(indon.)*, **reiði** *(isländ.)*, **in**
(ital.), **QeH** *(klingon.)*, **ira** *(katalan.)*, **ira** *(latein.*
riri *(maori)*, **гнев** *(russ.)*, **vrede** *(schwed.)*, **jez**
(slowen.), **öfke** *(türk.)*, **dicter** *(walis.)*, **Zorn** *(dt.*
zemërimi *(alb.)*, **qəzəb** *(aserbeid.)*, 慎怒 *(chin.*
vrede *(dän.)*, **sloth** *(engl.)*, **vihasta** *(finn.)*, **colè**
(franz.), **θυμό** *(griech.)*, **ક્રોધ** *(gujarati)*, **करो**
(hindi), **kemurkaan** *(indon.)*, **reiði** *(isländ.)*, **in**
(ital.), **QeH** *(klingon.)*, **ira** *(katalan.)*, **ira** *(latein.*
riri *(maori)*, **гнев** *(russ.)*, **vrede** *(schwed.)*, **jez**
(slowen.), **öfke** *(türk.)*, **dicter** *(walis.)*, **Zorn** *(dt*

Zorn

Wut
Raserei

„Stress, der Killer Nummer eins"[28]

Zorn (dt.), zemërimi (alb.), qəzəb (aserbeid.), 憤怒
(chin.), vrede (dän.), sloth (engl.), vihasta (finn.),
colère (franz.), θυμό (griech.), ક્રોધ (gujarati), करो
(hindi), kemurkaan (indon.), reiði (isländ.), ir
(ital.), QeH (klingon.), ira (katalan.), ira (latein.),
riri (maori), гнев (russ.), vrede (schwed.), jez
(slowen.), öfke (türk.), dicter (walis.), Zorn (dt.),
zemërimi (alb.), qəzəb (aserbeid.), 憤怒 (chin.),
vrede (dän.), sloth (engl.), vihasta (finn.), colèr
(franz.), θυμό (griech.), ક્રોધ (gujarati), करो
(hindi), kemurkaan (indon.), reiði (isländ.), ir
(ital.), QeH (klingon.), ira (katalan.), ira (latein.),
riri (maori), гнев (russ.), vrede (schwed.), jez
(slowen.), öfke (türk.), dicter (walis.), Zorn (dt.),
zemërimi (alb.), qəzəb (aserbeid.), 憤怒 (chin.),
vrede (dän.), sloth (engl.), vihasta (finn.), colèr
(franz.), θυμό (griech.), ક્રોધ (gujarati), करो
(hindi), kemurkaan (indon.), reiði (isländ.), ir
(ital.), QeH (klingon.), ira (katalan.), ira (latein.),
riri (maori), гнев (russ.), vrede (schwed.), jez
(slowen.), öfke (türk.), dicter (walis.), Zorn (dt.),
zemërimi (alb.), qəzəb (aserbeid.), 憤怒 (chin.),
vrede (dän.), sloth (engl.), vihasta (finn.), colèr
(franz.), θυμό (griech.), ક્રોધ (gujarati), करो
(hindi), kemurkaan (indon.), reiði (isländ.), ir
(ital.), QeH (klingon.), ira (katalan.), ira (latein.),
riri (maori), гнев (russ.), vrede (schwed.), jez
(slowen.), öfke (türk.), dicter (walis.), Zorn (dt.),

Wenn wir uns zuerst mit der Trägheit beschäftigt haben, so ist der Zorn auf den ersten Blick das diametrale Gegenteil davon. Der Zorn ist ein achtungsgebietender Impuls, in ihm zeigt sich Kampfeswille und Selbstbehauptung. Zorn, Wut und Ärger können Menschen aber auch zu impulsiven Taten verleiten, sie verbittern oder über Ereignisse lebenslang hadern lassen.

Von Zorn spricht man, wenn die Angelegenheit, die uns ärgert, nicht primär auf unser Ich bezogen ist, sondern auf etwas Übergreifendes.[29] Zorn setzt Energien frei und kann Handlungen zur Verbesserung einer Situation auslösen. Der Zorn kann auch berechtigt sein. Es gibt den (heiligen) Zorn der Götter: Göttervater Zeus warf zornige Blitze auf die Menschheit und sprichwörtlich wurde auch – als Projektion von Macht und Herrschaft – der Zorn Gottes:

„Denn Gottes Zorn wird vom Himmel her offenbart über alles gottlose Wesen und alle Ungerechtigkeit der Menschen, die die Wahrheit durch Ungerechtigkeit niederhalten." (Röm. 1,18)

Den Ärger wiederum könnte man als eine plötzlich aufwallende Gefühlsregung über eine – oftmals – banale Sache oder Situation bezeichnen, der bei Intensitätssteigerung und längerer Dauer in Wut umschlagen kann. Diese löst dann Affekthandlungen aus – die „blinde Wut" –, der Verstand wird ausgeblendet, man handelt „wie von Sinnen".

....

29 V. Kast. 1998

In der Entwicklungspsychologie kennt man die Wutausbrüche von Kleinkindern, die ihren Willen entdecken und ihn in ihrer Trotzphase oftmals mit Gewalt („Tobsuchtsanfall") durchsetzen wollen. Wut findet man auch in der Tierwelt – wütende Elefanten trampeln alles nieder. Aus Perspektive der Anti-Aging-Medizin ist der Zorn in all seinen langanhaltenden Formen ein recht eindeutiges Pro-Aging-Element. Zorn, Wut und Ärger sind Stressfaktoren par excellence. Wer permanent im Zorn-, Wut- und Ärgermodus läuft, wird bald einen der wichtigsten Pro-Aging-Faktoren zu spüren bekommen: den chronischen Stress. Viele Körpersysteme werden dann Überlastungsreaktionen zeigen. Chronischer Stress kann Lebensjahre rauben. Er versetzt den Körper in einen Alarmzustand und führt zu permanent erhöhtem Blutdruck und zur kontinuierlich erhöhten Ausschüttung von Stresshormonen. Er kann das Herz-Kreislauf-System und das Immunsystem in Mitleidenschaft ziehen und die Regenerationsfähigkeit des Körpers drastisch reduzieren. Hier kommt es dann darauf an, die Deaktivierungssysteme des Körpers bewusst für seine Beruhigung zu aktivieren. Wie also mit dem Zorn umgehen? Gewiss, es gibt Situationen, in denen der Zorn eine gerechte Sache ist. Aber auch der „gerecht Zornige" braucht einen Ausgleich. Unsere ersten Psychonauten in der ägyptischen Wüste kannten den Zorn, der aufstieg, wegen tatsächlicher oder vermeintlicher Ungerechtigkeiten.

„Die Wut ist eine äußerst jähe Leidenschaft. Man sagt in der Tat, sie sei ein Kochen des Jähzorns und eine Regung gegen den, der einem Unrecht getan oder vermeintlich getan hat. Sie macht die Seele den ganzen Tag über wild, vor allem aber reißt sie den Intellekt während der Gebete hin, indem sie ihm das Antlitz dessen, der ihn gekränkt hat, vorspiegelt."[30]

Der Zorn errege die Psyche derart, dass er die Vernunft außer Kraft setze und die Kontrolle über Gedanken und Handlungen übernehme. Der Zorn bringe die Fantasie zum Laufen.

Im Geiste beginnt eine Auseinandersetzung mit den Personen, von denen man sich gekränkt oder ungerecht behandelt fühlt, Gedanken an Rache steigen auf, im Geiste tobt ein Kampf auf Leben und Tod. Die Streitgespräche in der Fantasie und die Gedanken der Rache seien sehr hinderlich für die Meditation, wussten die ersten Mönche des Abendlandes.

Worauf die Erfinder der Todsünden hinweisen, ist auch heute noch gültig.

Der Zorn ist sehr häufig eine Kopfgeburt und wenn man so will, eine milde Form einer Bewusstseinsstörung. Merkwürdigerweise befinden wir uns während des Tages häufig in leicht „ver-rückten" Bewusstseinszuständen, in Tagträumen oder auch Fantasiewelten. In diesen Phasen konstruieren wir uns unsere Kopfgeburten, wo sich Realität und Fiktion vermischen. Wir sind in unseren

---

30 Ponticus. 2008, S. 62

gedanklichen Geschichten unsere eigenen Hauptpersonen, die leiden oder ungerecht behandelt werden. Manchmal bestehen wir wie Helden Abenteuer oder werden durch ungerechte Mächte unterdrückt und zu Opfern gemacht. Eindrucksvoll beschrieben hat diese Selbstkonstruktion der „Wirklichkeit" der österreichische Philosoph und Psychotherapeut Paul Watzlawick in seiner „Geschichte mit dem Hammer":

„Ein Mann will ein Bild aufhängen. Den Nagel hat er, nicht aber den Hammer. Der Nachbar hat einen. Also beschließt unser Mann, hinüberzugehen und ihn auszuborgen. Doch da kommen ihm Zweifel: Was, wenn der Nachbar mir den Hammer nicht leihen will? Gestern schon grüßte er mich nur so flüchtig. Vieleicht war er in Eile. Aber vielleicht war die Eile nur vorgeschützt, und er hat etwas gegen mich. Und was? Ich habe ihm nichts angetan; der bildet sich da etwas ein. Wenn jemand von mir ein Werkzeug borgen wollte, ich gäbe es ihm sofort. Und warum er nicht? Wie kann man einem Mitmenschen einen so einfachen Gefallen abschlagen? Leute wie dieser Kerl vergiften einem das Leben. Und dann bildet er sich noch ein, ich sei auf ihn angewiesen. Bloß weil er einen Hammer hat. Jetzt reicht's mir wirklich. – Und so stürmt er hinüber, läutet, der Nachbar öffnet, doch noch bevor er ‚Guten Tag' sagen kann, schreit ihn unser Mann an: „Behalten Sie Ihren Hammer, Sie Rüpel!"[31]

---

31 Watzlawick. 2000, S. 37

Besonders das Verrichten halbautomatischer Tätigkeiten, wie das Autofahren, laden ein zum Abdriften in tranceartige Zustände. In dieser subjektiven Blase kann das Gefühl entstehen, nur noch von Feinden umgeben zu sein, die absichtlich die Vorfahrt nehmen oder den Fahrer aus reiner Bosheit behindern. Dagegen hilft zwar ein defensiver Fahrstil, aber die leicht paranoide Fantasie ist entzündet. Imaginäre Dialoge mit uns selbst können auch zur Annahme verleiten, dass unser Gegenüber davon weiß. Das „Aber das habe ich dir doch gesagt!", stößt dann auf berechtigtes Unverständnis. Denn die eigenen Gedanken wurden dem Partner nie mitgeteilt.

Solche illusionären Konstruktionen im eigenen Denken können also eine Art Beziehungswahn entstehen lassen, in dem anderen haltlose Absichten oder Motive unterstellt werden, die in der Wirklichkeit gar nicht existieren. Der Zorn bringt dabei wohl auch eigene Unsicherheiten ans Tageslicht. Zornige Aggressivität kann denn auch der Versuch sein, Gefühle der Traurigkeit, Angst oder der Scham in Schach zu halten. Lieber zornig und angriffslustig als gefangen in der Opferrolle, ist dann die Devise. Selbstverständlich gibt es auch Situationen, in denen ein „gerechter Zorn" entstehen kann. Aus soziologischer Sicht ist kein Protest oder keine Demonstration ohne ein ordentliches Quantum Zorn vorstellbar.

Wie auch immer die Zornes- und Ärgerquellen aussehen mögen, im Gehirn werden sie als Stressoren wahrgenommen, die blitzschnell das evolutionsbiologische „Fight or Flight"-Programm auslösen. Dabei kommen die Stresshormone und der Sympathikus, der aktivierende Teil des vegetativen Nervensystems, ins Spiel.

Bei Zorn, Ärger und Wut werden alle Schalter auf Kampf gestellt. Ob die Bedrohung nun eingebildet war oder nicht: In diesem Stadium flüstern die Gene nicht mehr. Sie schreien, brüllen: Kämpfen! Es geht um Leben und Tod. Ärger, Wut und Zorn sind aus Anti-Aging-Perspektive daher einmal nichts anderes als Stressfaktoren, wobei nicht alle gleich gefährlich sind.

Stress etwa ist kaum ein Pro-Aging-Faktor, wenn er nicht lange andauert. Im Gegenteil. Kurzzeitig kann Stress unter Umständen anregend und für das Überleben mehr als notwendig sein. Denken Sie nur an den Säbelzahntiger! Wir sind evolutionär darauf gepolt, den Körper blitzschnell zu mobilisieren. Wir sitzen am Baum in schwindelerregender Höhe, ehe es uns bewusst wird – auch dann, wenn wir das, bewusst gewollt, gar nie schaffen würden. Dort blicken wir dann atemlos und mit Herzklopfen auf den Tiger hinunter und können es gar nicht fassen, dass wir nicht sein Festschmaus geworden sind.

Zum Glück hat unser Körper diese Blitzaktivierung in der Evolution gelernt, sonst wären wir wahrscheinlich schon längst ausgestorben.

Verantwortlich für diese hyperschnelle Aktivierung unserer Körperfunktionen ist der Sympathikus-Nerv des vegetativen Nervensystems. Reguliert über den Hirnstamm und den Hypothalamus steigert er über blitzschnell ablaufende Hormon- und Neurotransmitter-Kaskaden Puls und Blutdruck. Er erweitert die Bronchien und regt augenblicklich den Stoffwechsel an, um die gesamte Muskulatur in Bewegung zu versetzen. Gleichzeitig schaltet er alle Körperfunktionen, die in einer Kampf- oder Flucht-Situation nicht unbedingt gebraucht werden, ab: Die Großhirnrinde wird gedämpft, die Verdauung, die Geschlechtsorgane. Die Gene flüstern jetzt nicht, sie schreien: Denken, verdauen, Sexualität? Jetzt nicht. Nicht notwendig. Zuerst auf den Baum. Aber dalli! Sitzen wir dann auf einem Ast, beruhigen wir uns. Dieser Prozess läuft im Vergleich zur vorangegangenen Aktivierung wesentlich langsamer ab. Verantwortlich für den Erholungsprozess ist der Gegenspieler des Sympathikus, der sogenannte Parasympathikus. Auch dieser Prozess wird über Hirnstamm und Hypothalamus reguliert. Evolutionär wurden wir aber vor allem darauf getrimmt, uns schnell zu aktivieren. Fürs Beruhigen braucht der Körper wesentlich länger. Dafür hätten wir, so flüstern die Gene, ohnehin mehr Zeit, sofern wir überlebten. Diese evolutionäre Logik kommt auch darin zum Ausdruck, dass man die Anzahl der Nervenfasern von Sympathikus und Parasympathikus vergleicht: Der aktivierende Sympathikus hat fast zehnmal mehr Fasern als der für die Beruhigung und Erholung zuständige Parasympathikus.

Das parasympathische Nervensystem sorgt dafür, dass sich Puls und Blutdruck wieder normalisieren. Auch diejenigen Körpersysteme, die über den Sympathikus während der Stressreaktion gedämpft oder quasi „abgeschaltet" wurden, werden in der Regenerationsphase wieder hochgefahren. Für diesen Beruhigungs- und Normalisierungsprozess spielt vor allem der größte Nerv des parasympathischen Systems, der „Nervus vagus", kurz „Vagus" genannt, eine wichtige Rolle. Der Vagus ist der zehnte Hirnnerv und durchschweift alle inneren Organe. Daher leitet sich auch sein Name ab: „Vagus" kommt vom Lateinischen „vagari", das „umherschweifen" bedeutet.

Der für die Beruhigung zuständige Vagusnerv reguliert also die Aktivität von Herz, Magen-Darm-Trakt, Lunge, Nieren, Leber, Gallenblase, Bauchspeicheldrüse und Geschlechtsorganen. Melden alle über den Vagus zurück: „Alles gut", werden im Hypothalamus, der Steuerungszentrale im Gehirn, Botenstoffe ausgeschüttet. Glücksgefühle steigen auf.

Wie man Stress abbaut

Wenn das vegetative Nervensystem in Balance ist, das heißt Sympathikus UND Parasympathikus (Vagus) ihre Funktion von Aktivierung und Deaktivierung erfüllen, ist ein wichtiger Anti-Aging-Faktor gegeben. Menschen fühlen sich dann leistungsfähig und können Stress ohne große Probleme verarbeiten.

Wenn jedoch nach physischer oder psychischer Belastung zu wenig Zeit für Erholung und Regeneration bleibt, wird der Stress chronisch. Dieser chronische Stress macht uns unglücklich und kann Lebensjahre kosten.

Die große Kunst besteht in der heutigen Burn-out-Gesellschaft darin, eine Balance zwischen Aktivierung und Deaktivierung zu finden. Bei allem Leistungswillen sollte man also nicht vergessen, das Erholungsprogramm des Körpers, also den Parasympathikus, den Vagus-Nerv, zu pflegen. Werden Grenzen nämlich permanent überschritten und der Stress chronisch, kann der Sympathikus bis zur vollständigen Erschöpfung aktiviert werden und der Parasympathikus kann seine Aufgabe der Beruhigung nicht mehr erfüllen. Die Symptome dafür sind vielfältig.

Aber auch ein klassisches Burn-out beginnt meistens mit Schlafstörungen. Man schläft nicht mehr so gut ein, wacht früh am Morgen auf, wälzt sich im Bett und findet auch im Schlaf keine gute Erholung mehr. Man ist dann auch nicht ausgeschlafen – ein Teufelskreis entsteht. Die Leistungsfähigkeit nimmt ab, obwohl die Ansprüche hoch bleiben. Immer häufiger läuft dann der Körper auf Reservemodus. Was also tun?

Die antiken Asketen, aber auch die großen Weisheitslehren und Religionen, raten zur Abstinenz. Man sollte sich den faszinierenden Fantasien des Zornes gar nicht erst hingeben, da sie den Geist fesseln, die Seele verfinstern und das Feuer der Leidenschaft entfachen. Der Wut entgegengesetzt wäre daher die Tugend der Sanftmut.

Vergebungsstrategien zu entwickeln und mit sich und der Welt ins Reine zu kommen, gilt auch in der Psychologie als der Königsweg im Ärger-Management. Allein die Umsetzung bereitet uns oft Schwierigkeiten. Die einen reagieren cholerisch auf kleinste Reizungen, sie können sich aber auch sehr schnell wieder beruhigen. In den „Spätzündern" baut sich die Rage sehr langsam auf, sie brauchen aber auch weit länger fürs Beruhigen.

Evolutionsbiologisch sind wir so gestrickt, dass gut kämpfen zu können wichtiger ist als sich zu beruhigen. Aus Anti-Aging-Perspektive heißt das Gebot der Stunde deshalb: sich den Stressfaktoren entziehen, abschalten, beruhigen, regenerieren. Primär sollte das gesamte vegetative Nervensystem wieder in Balance gebracht werden. Banal, aber häufig am besten dafür geeignet ist ein Langzeit-Urlaub. Dieser bietet die Möglichkeit, Ärger und Stress abzubauen und wieder auf andere Gedanken zu kommen.

Die Regeneration kann man auch durch einfache Atemtechniken verstärken. Der Vagusnerv ist nämlich durch langsames Atmen stimulierbar. Normalerweise atmen wir in der Minute 12- bis 15-mal ein und aus. Bei körperlicher Anstrengung, Aufregung, Angst oder Panik kann die Atemfrequenz auf 60 bis 120 Atemzüge pro Minute steigen.

Beim Hyperventilieren schaltet der Vagus ab. Wir können ihn aber bewusst aktivieren, wenn wir absichtlich nur vier- bis achtmal pro Minute ein- und ausatmen. Das versetzt den Körper in einen Zustand der Beruhigung und Regeneration. Und das scheint auch der Grund dafür zu sein, weshalb Yoga, Meditation oder Selbsthypnose-Übungen zur Beruhigung so gut funktionieren können. Bei meinem langen Indienaufenthalt wurde mir auch bewusst, dass Yoga und Meditation das „richtige Atmen" ist und wir „western people" nach Meinung der Inder häufig falsch atmen.

Langsames Atmen ist aber erlernbar. Probieren Sie es selbst einmal aus: Setzen Sie sich an einen ruhigen Ort, an dem Sie für die nächsten 15 Minuten nicht gestört werden können, und versuchen Sie Ihre Atmung zu beeinflussen. Bewusst einatmen, bewusst ausatmen. Bewusst langsamer werden, sodass Sie nur noch vier- bis achtmal pro Minute ein- und ausatmen müssen. Lehnen Sie sich zurück, legen Sie die Hände in ihren Schoß und stellen Sie Ihre Füße parallel auf den Boden. Sie können einen Punkt an der Wand oder am Boden fixieren oder Ihre Augen schließen. Achten Sie auf Ihren Atem und lassen Sie aufkommende Gedanken einfach vorüberziehen. Sie brauchen sich jetzt nicht darum zu kümmern.

Wenn Sie diese Übung regelmäßig anwenden, werden Sie sich eine Oase der Ruhe im Alltag schaffen können.

Genauso wie die Bewegung müssen wir auch die Ruhe in unserer heutigen Gesellschaft bewusst suchen. Der Regeneration aber wird oft zu wenig Bedeutung geschenkt. Das aber geht auf Kosten der eigenen Widerstandsfähigkeit, der „Resilienz". Wir müssen die Resilienz wieder stärken. Und sehr vereinfacht gesagt, ist Resilienz abhängig von einem starken Vagus.

Was auch sehr inspirierend ist: Die traditionelle chinesische Medizin sah den Sitz der Lebensenergie, des „Qi", in der Nierengegend. Es ist faszinierend zu wissen, dass die Nebennierenrinde nicht nur das Stresshormon Cortisol, sondern auch das Powerhormon DHEA produziert.

Ist der DHEA-Spiegel in Ordnung, hat man schon viel für den Anti-Aging-Prozess gewonnen. Bei meinen Patienten überprüfe ich immer den Hormonstatus. Wenn ihr DHEA-Spiegel plötzlich wieder deutlich erhöht ist, frage ich oft erstaunt nach: „Haben Sie etwas genommen?" Dann bekomme ich mitunter zur Antwort: „Nein, aber ich war vier Wochen auf Segelturn."

Das ist schon bemerkenswert. Wenn sich der Körper wieder erholt, produziert er auch wieder mehr „Energie". Sie sehen, ein Langzeit-Urlaub kann viel fürs Anti-Aging bewirken. Durch Meditation oder Entspannungsübungen (autogenes Training, Atemtechniken) kann man lernen, sich wieder schneller und nachhaltiger zu beruhigen.

Dabei sollte man eines nicht vergessen: Grundsätzliche Veränderungen benötigen viel Geduld und viel Training. Auf dem Weg zurück zur „rechten Mitte" sind wohl viele Zwischenschritte zu machen, die individuell höchst unterschiedlich sein können. Aber, wie man so schön sagt: Selbst die längste Reise beginnt mit dem ersten Schritt.

Habgier *(dt.)*, lakmia *(alb.)*, tamahkarlı
(aserbeid.), 貪婪 *(chin.)*, gerrighed *(dän.*
covetousness *(engl.)*, ahneudesta *(finn.)*, avaric
(franz.), απληστία *(griech.)*, લોભ *(gujarati)*, लाल
(hindi), ketamakan *(indon.)*, grædgi *(isländ.*
avarizia *(ital.)*, SuD *(klingon.)*, avarícia *(katalan.*
avaritia *(latein.)*, apo *(maori)*, жадност
(russ.), girighet *(schwed.)*, pohlepom *(slowen.*
açgözlülük *(türk.)*, trachwant *(walis.)*, Habgie
(dt.), lakmia *(alb.)*, tamahkarlıq *(aserbeid.)*, 貪婪
(chin.), gerrighed *(dän.)*, covetousness *(engl.*
ahneudesta *(finn.)*, avarice *(franz.)*, απληστί
(griech.), લોભ *(gujarati)*, लालच *(hindi)*, ketamaka
(indon.), grædgi *(isländ.)*, avarizia *(ital.)*, Su
(klingon.), avarícia *(katalan.)*, avaritia *(latein.*
apo *(maori)*, жадность *(russ.)*, girighet *(schwed.*
pohlepom *(slowen.)*, açgözlülük *(türk.)*, trachwar
(walis.), Habgier *(dt.)*, lakmia *(alb.)*, tamahkarl
(aserbeid.), 貪婪 *(chin.)*, gerrighed *(dän.*
covetousness *(engl.)*, ahneudesta *(finn.)*, avaric
(franz.), απληστία *(griech.)*, લોભ *(gujarati)*, लाल
(hindi), ketamakan *(indon.)*, grædgi *(isländ.*
avarizia *(ital.)*, SuD *(klingon.)*, avarícia *(katalan.*
avaritia *(latein.)*, apo *(maori)*, жадность *(russ.*
girighet *(schwed.)*, pohlepom *(slowen.)*, açgözlülü
(türk.), trachwant *(walis.)*, Habgier *(dt.)*, lakm
(alb.), tamahkarlıq *(aserbeid.)*, 貪婪 *(chin.*
gerrighed *(dän.)*, covetousness *(engl.)*, ahneudest
(finn.), avarice *(franz.)*, απληστία *(griech*

Habgier

Habsucht
Raffsucht

„Geiz ist geil"
„Zu wenig und zu viel ist des Narren Ziel"

Habgier *(dt.)*, lakmia *(alb.)*, tamahkarlı
(aserbeid.), 貪婪 *(chin.)*, gerrighed *(dän.)*,
covetousness *(engl.)*, ahneudesta *(finn.)*, avarice
(franz.), απληστία *(griech.)*, લોભ *(gujarati)*, लाल
(hindi), ketamakan *(indon.)*, græðgi *(isländ.)*,
avarizia *(ital.)*, SuD *(klingon.)*, avarícia *(katalan.)*,
avaritia *(latein.)*, apo *(maori)*, жадност
(russ.), girighet *(schwed.)*, pohlepom *(slowen.)*,
açgözlülük *(türk.)*, trachwant *(walis.)*, Habgier
(dt.), lakmia *(alb.)*, tamahkarlıq *(aserbeid.)*, 貪婪
(chin.), gerrighed *(dän.)*, covetousness *(engl.)*,
ahneudesta *(finn.)*, avarice *(franz.)*, απληστί
(griech.), લોભ *(gujarati)*, लालच *(hindi)*, ketamaka
(indon.), græðgi *(isländ.)*, avarizia *(ital.)*, Su
(klingon.), avarícia *(katalan.)*, avaritia *(latein.)*,
apo *(maori)*, жадность *(russ.)*, girighet *(schwed.)*,
pohlepom *(slowen.)*, açgözlülük *(türk.)*, trachwar
(walis.), Habgier *(dt.)*, lakmia *(alb.)*, tamahkarlı
(aserbeid.), 貪婪 *(chin.)*, gerrighed *(dän.)*,
covetousness *(engl.)*, ahneudesta *(finn.)*, avarice
(franz.), απληστία *(griech.)*, લોભ *(gujarati)*, लाल
(hindi), ketamakan *(indon.)*, græðgi *(isländ.)*,
avarizia *(ital.)*, SuD *(klingon.)*, avarícia *(katalan.)*,
avaritia *(latein.)*, apo *(maori)*, жадность *(russ.)*,
girighet *(schwed.)*, pohlepom *(slowen.)*, açgözlülü
(türk.), trachwant *(walis.)*, Habgier *(dt.)*, lakm
(alb.), tamahkarlıq *(aserbeid.)*, 貪婪 *(chin.)*,
gerrighed *(dän.)*, covetousness *(engl.)*, ahneudest
(finn.), avarice *(franz.)*, απληστία *(griech.)*

Im Buddhismus gilt die Gier als größte Sünde und auch aus Sicht der Anti-Aging-Medizin kann sie einen großen Pro-Aging-Faktor darstellen. Schon das Synonym der „Hab-Sucht" verweist auf die immanente Möglichkeit einer stoffungebundenen Sucht und so wie beim Zorn, so werden wir sehen, kann auch die Gier zu chronischem Dauerstress und damit zu einem lebensverkürzenden Effekt führen. Was neu hinzukommt, ist ein weiteres evolutionäres Grundgefühl, die Angst. Das (gierige) Streben nach Gewinn, Erfolg und einem vermeintlich „guten Leben" lässt Menschen diese immer wieder überwinden ...

Vereinfacht ausgedrückt könnte man sagen, dass die rastlose Jagd nach mehr Geld, Besitz und (schnellem) Reichtum die gleichen körperlichen Belohnungssysteme anspricht wie Kokain oder Sex. Das recht unproblematische „haben wollen" kann aber zu einem „immer mehr haben wollen" werden. Das Motiv des „Haben-Wollens" verselbstständigt sich dann. Der „Kick des Erfolgs" wird zu einer stoffungebundenen Sucht – die Gier, die Habsucht – bildet sich.

Die Habgier wird gerne als eine Besonderheit des Kapitalismus dargestellt. Doch vor der Gier war und ist wohl niemand und auch keine Gesellschaftsschicht gefeit. Sie war weder Mitgliedern des Adels in feudalen Zeiten fremd noch kommunistischen Funktionären. Venezianer organisierten sich im 12. Jahrhundert den vierten Kreuzzug erfolgreich selbst, auch gegen den Protest des Papstes. Die Aussicht, Konstantinopel plündern zu können, war einfach zu verführerisch gewesen. Die Habsburger wiederum liehen sich bei den Fuggern Schmiergeld aus, um die Kurfürsten für die nächste Kaiserwahl bestechen zu können. Die Manchesterkapitalisten beuteten ihre Arbeiter in 80-Stunden-Wochen nach Strich und Faden aus, um maximalen Profit aus deren Arbeitskraft in ihren Fabriken zu schlagen. Erst als sich die Arbeiter organisierten („Workers of the world, unite"), setzte man der Gier die Schranken. Die Gegenbewegung, die „Diktatur des Proletariats" fiel freilich ebenso wenig als Paradies auf Erden aus. Nicht wenige waren „gleicher als gleich" und wendige Funktionäre frönten in ihren Datschas dem Luxus nach dem alten Motto „Wasser predigen und Wein trinken."

Der Klassenkampf ist mittlerweile der kapitalistischen Marktwirtschaft gewichen, – selbst in China, der letzten großen Diktatur des Proletariats. Geblieben ist das metaphorische Bild vom „Raffzahn" und dem „Schnäppchenjäger". Sie sind hier wie dort, mal mehr oder weniger demokratisch, in Gesetze eingehegt und im permanenten Aushandelsprozess um fairen Interessensausgleich. Gerafft wird freilich weiterhin, nach dem Motto: „Jeder nach seinen Fähigkeiten, jedem nach seinen Bedürfnissen" (Karl Marx). Die Jagd nach Erfolg, Prestige und schnellem Geld gilt zeit- und länderübergreifend, in allen Gesellschaftsschichten als wohlgelittene, wenn auch unter Umständen grenzwertige Zielsetzung. Der Graubereich des gierigen Verhaltens ist aber mitunter recht deutlich erkennbar. Fliegen dann wieder einmal betrügerische Machenschaften auf, von Korruption und betrügerischer Krida im kleinen wie im großen Stil, will es niemand gewesen sein. Zumindest war es dann, so die Schutzbehauptung, niemand von der „eigenen Familie". Die gierigen Bösen sitzen immer anderswo.

Die Evolutionsbiologie sieht dieses Verhalten sehr pragmatisch. Für sie ist die Gier eine Eigenschaft der „egoistischen Gene". Habgier und Geiz, so schreibt Medina, seien Verhaltensweisen, in denen sich der Wettbewerb um die besten Fortpflanzungs- und Überlebensbedingungen offenbart.[32] Wer sich daher Geld, Macht und Status verschafft, organisiert sich möglichst viele Mittel, um in diesem Wettbewerb die besten Karten zu haben.

Moralisch wertvoller wird die Gier deshalb allerdings nicht. Würden die Evolutionsbiologen auf dieser einseitigen Beschreibung des „Egoismus der Gene" beharren, so könnte man ihnen wohl ideologische Blindheit vorwerfen. Denn schon Jäger- und Sammlergesellschaften praktizierten ja auch nichtegoistische Verhaltensweisen. Sie kooperierten mit Freunden und Verwandten und versuchten einen Zustand herzustellen, in dem sie auf Dauer satt und sicher leben konnten. Zu diesen Verhaltensweisen zählten auch Kooperation, Fürsorge und wohl auch aufopfernde Pflege des Nachwuchses wie auch anderer Gruppenangehörigen. Schon damals stand anscheinend die eigene Sippschaft im Mittelpunkt. Nur wenn man also ein bestimmtes und nicht zu kleines Maß an Selbstlosigkeit praktiziert, ist die Fortpflanzung garantiert.

Die Gene singen im Falle der Gier ein sehr ambivalentes Lied. Der Unterschied zwischen (selbstloser) Vorsorge und Habgier ist uns allen bekannt – die Unterscheidung nach Familien, Stämmen, Gruppen, Klassen oder Schichten freilich auch. Frei nach dem großen Moralisten Jesus

....

32 Medina. 2000

von Nazareth könnte man also sagen: „Wer frei von der Gier, der werfe den ersten Stein."

Die Asketen in der ägyptischen Wüste verurteilten die Habsucht streng. Sie hatten zwar für ihren Unterhalt durch den Verkauf von selbst geflochtenen Körben zu sorgen. Große monastische Einheiten, in denen dies für die Gesamtgruppe einheitlich organisiert worden wäre, existierten noch nicht. Rücklagen für schlechte Zeiten waren aber dennoch verpönt, da dies schon Habsucht und damit „die Wurzel alles Übels sei", sagt Evagrius:

> *„Die Habsucht redet uns ein langes Alter ein und die Unfähigkeit zur Handarbeit, zukünftige Hungersnöte und allfällige Krankheit, die Bitterkeit der Armut und wie beschämend es sei, das Notwendige von anderen zu empfangen."*[33]

Für heutige Ohren klingen diese Sorgen keineswegs besonders sündhaft. Vernünftige Vorsorge, auf individueller wie staatlicher Ebene, würden wir heute eher als Errungenschaft bezeichnen.

---

33 Ponticus. 2008, S. 87

Geld als Glücks- und Unglücksfaktor

Ab welchem „Kipppunkt" die Notwendigkeit ein Einkommen zu erzielen heute in sinnlose Habgier umschlägt, versuchte auch die Glücksforschung zu beantworten. Viele psychologische Studien haben ergeben, dass das Glück mit zunehmendem Einkommen zwar steigt. Ab einem Jahreseinkommen von zirka 100.000 US-Dollar wird das persönlich empfundene Glücksgefühl aber nur noch marginal angehoben.[34] Ähnliche Studien zeigen auch, dass Lottomillionäre meistens ein Jahr ein großes Glücksgefühl erleben, dann aber auf ihr vormaliges Glücksempfinden zurückfallen, – auch wenn sie die Lottomillionen gut angelegt und nicht verprasst haben (was mitunter auch vorkommt). Was das Glücksgefühl der Superreichen angeht, so gibt es auch dazu einige Studien. Während die einen mit dem Reichtum gut umgehen können, gibt es aber auch solche, deren Stimmungslage mit der von Langzeitarbeitslosen vergleichbar ist.[35] Geld allein macht nicht glücklich. Kein Geld aber auch nicht. Wie gesagt: die Asketen in der Wüste dachten da noch anders. Für sie war durch das Besitzdenken an sich bereits der Anfang vom Ende gesetzt. Denn einmal losgelassen, so die Befürchtung der Wüstenväter, setze die Gier einen nie enden wollenden und unersättlichen Kreislauf des egoistischen Besitzstrebens in Gang. Der egoistische Blick auf sich selbst – und nicht nach oben oder zu den Mitmenschen – stehe dann im Mittelpunkt. So wie das

....

34 Kahneman und Deaton. 2010, S. 38

35 vgl.: Druyen. 2007, siehe auch: Die Presse. 2012

Meer nicht voll werde, wenn es die Menge der Ströme
aufnehme, so sei auch die Begierde des Geldgierigen
durch immer mehr Besitztümer nicht zu stillen. Die Begierde der Habsucht „verdoppelt den vorhandenen Besitz und verlangt, ihn dann noch einmal zu verdoppeln.
Und nie hört er auf mit dem Verdoppeln, bis dass der Tod
diesem fruchtlosen Eifer ein Ende setzt."[36]
Biologisch betrachtet könnte man noch anfügen, dass die
Habgier auch als ein Ausdruck von Angst und Furcht angesehen werden kann – Angst vor dem Verhungern, vor
Armut und auch Angst vor dem Tod. Diesen Grundge-
danken beschreibt John Medina in der Biologie der Sünde. Medina führt dabei das Beispiel eines amerikanischen
Einwanderers an, der ohne Geld als Schiffbrüchiger und
nur knapp vor dem Ertrinken gerettet, in den Staaten
angekommen sei. Die Angst, jemals wieder in eine derart lebensbedrohliche Situation zu gelangen, trieb ihn
an, ein erfolgreicher Geschäftsmann zu werden – um
mit dem gierigen Raffen einhergehend aber auch einen
Geiz zu entwickeln wie Dagobert Duck oder Ebenezer
Scrooge, der grantige Geizhals aus Charles Dickens „Eine
Weihnachtsgeschichte." Wenn es so weit gekommen ist,
dann beschreibt dies die Psychologie als die Verselbst-
ständigung eines Verhaltensmotivs: Die ursprüngliche
Motivationslage der Angst hat im Falle der Habgier keine
Bedeutung mehr. Die Sucht nach mehr und das Nichts-
mehr-hergeben-wollen, der Geiz, haben sich dann verselbstständigt. Habgier und Geiz können so Hand in

---

36 Ponticus. 2007, S. 46

Hand gehen und paradoxerweise kann so ein Schnäppchenjäger gleichzeitig auch ein Kaufsüchtiger sein.

Auch hier gibt es in der heutigen Gesellschaft grüne und rote Bereiche: Konsumieren gilt ja als eine geradezu tugendhafte volkswirtschaftliche Notwendigkeit. Nichts würde eine Marktwirtschaft eher niederringen als Menschen, die nur noch das Notwendigste haben wollen.

Verselbstständigt sich aber der Kaufimpuls, feuern die körperlichen Belohnungssysteme ungebremst; eine stoffunabhängige Sucht, die Kaufsucht, entsteht. Der Kontrollverlust wird spätestens dann sichtbar, wenn sich zu Hause die unausgepackten Einkaufstaschen von Gucci & Co stapeln, Bücher ungelesen in der Bibliothek harren oder die Werkstatt voll ist mit nie benützten Kleingeräten.

Die Suche nach dem „Kick" kann die Sucht nach mehr vergrößern – im Kleinen wie im Großen. Donald Trump, vor seiner Präsidentenkarriere erfolgreicher Geschäftsmann, verbrachte seine Arbeitstage, die von frühmorgens bis um Mitternacht dauern konnten, mit hunderten Telefonaten und schnellen 15-Minuten-Meetings. Auf die Frage, warum er so hart arbeite, wo er doch schon mehr als genug habe, sagte er: „Weil ich es kann. Geschäfte sind meine Kunst. Das gibt mir die Kicks."[37] Die Leidenschaft des Dealens, so könnte man sagen, hat sich verselbstständigt. Im Prinzip sind sich da auch alle „Schnäppchenjäger" einig. Angefeuert durch „Geiz ist geil", dem Schlachtruf der Werbeleute, werden Angebote akribisch und mit hohem Zeitaufwand durchforstet – auch von

---

37 Trump und Schwartz. 2017

Gut- und Besserverdienern, die sich die Produkte ohne weiteres auch ohne Rabatt hätten leisten können. Ist der Prozess der Habgier erst einmal losgetreten, steht der Geiz Gewehr bei Fuß. Lange und ausgiebig wird denn auch über Preis-Leistungs-Verhältnisse bei Urlaubs-, Auto- oder anderen Angeboten schwadroniert. Man tauscht sich aus, bevor man sich wieder auf die nächste Jagd begibt. An den Börsen kann die Wechselwirkung zwischen Gier und Angst in Reinkultur beobachtet werden. Jedem Börsencrash, so haben Forscher gezeigt, geht eine Spekulationsblase voran, in der sich eine Euphorie der Gier entwickelt, die die Aktienkurse in astronomische Höhen treibt.[38]. Das Feuer der gierigen Leidenschaft reißt mit der Zeit selbst Besonnene mit, was zu weiteren Kursanstiegen führt. Die Gier kennt keine Grenzen mehr. Kritiker, die einmahnen, dass diese Entwicklung keine reale Grundlage mehr habe, werden nicht gehört. Immer mehr Menschen wollen nur noch eines: kaufen, kaufen, kaufen. Die immer stärker werdende Nachfrage treibt die Preise weiter nach oben. Zeigen beunruhigende Nachrichten Wirkung, und dieser Moment kommt mit Sicherheit, dreht sich der Spieß um. Die Angst bekommt die Oberhand. Die Blase platzt. Von nun an geht's bergab, unbarmherzig und weit schneller als hinauf. Die Up- und Down-Phasen kann man dann auch am Gesichtsausdruck ablesen. Die Gier kann die Mimik fratzenhaft verzerren. Während der Erfolg entspannt und Lächeln in die Gesichter zaubert, bestimmen jetzt Angst und Schmerz die Physiognomie.

....

38 Putnoki. 2010

Letztlich kommt dann Panik auf. Alle wollen gleichzeitig verkaufen. Was in der Boomphase euphorisch gekauft wurde, wird jetzt geradezu mit Abscheu abgestoßen. Das Angebot an Aktien, die zum Verkauf stehen, schwillt explosionsartig an. Der Aktienpreis, zu dem Käufer noch gewillt wären, zuzugreifen, fällt ins Bodenlose. Milliardenwerte von Großunternehmen werden so oft innerhalb von Minuten vernichtet – gravierende Auswirkungen auf die Realwirtschaft inbegriffen. Man denke nur an die Weltwirtschaftskrisen 1929 oder 2008. Sie nahmen ihren Ausgangspunkt an der euphorischen Gier an den Börsen.

Aus Sicht der Anti-Aging-Medizin kann man eines sagen: Die Berg- und Talfahrten der Börsen sind schon in „normalen" Zeiten nichts für schwache Nerven und selbst für stressresistente Menschen ein enormer Stressfaktor. „Man sollte den langen Atem mitbringen", meinen Börsenprofis. Besonders Amateure aber, die keine professionelle „Coolness" an den Tag legen können, sind daher enormen Pro-Aging-Faktoren ausgesetzt – stoffungebundener Sucht und chronischem Stress. Wie Karrieren an Börsen verlaufen können, wird eindrucksvoll in „Der Wolf der Wallstreet" dargestellt. Martin Scorsese verfilmte darin die Geschichte des Börsenmaklers Jordan Belfort, der mit seinem Unternehmen ein Milliardenvermögen machte und schließlich wegen Betrügereien zu einer mehrjährigen Haftstrafe verurteilt wurde. Die Verkaufsgenies leben den Traum vom schnellen Geld. Doch der permanente Stress, die Berg- und Talfahrt der Gefühle, macht es für die Glücksspieler schwer, ihre Balance zu halten. Einen halbwegs lebbaren

Schlaf-Wach-Rhythmus können einige nur noch durch morgendliche Aufputschmittel von Designerdrogen bis Kokain und abendliche Beruhigungsmittel von Alkohol bis Valium aufrechterhalten.

Was also tun? Die Eremiten in der ägyptischen Wüste wollten es so weit erst gar nicht kommen lassen. Für Evagrius gab es ein Heilmittel gegen die Habsucht. Sie bestand nicht in der Armut, sondern in der Freiheit von Besitzstreben. Nur wer für den Selbsterhalt und nicht für das Besitzstreben arbeite, könne den Stellenwert der Arbeit als asketische Übung erhalten, um eine gelassene Lebenseinstellung zu erreichen.[39]

In der Wirtschaft und vor allem an den „Hotspots" der internationalen Börsen wird man diese kontemplative Grundhaltung freilich nicht wiederfinden, beziehungsweise mit dieser Einstellung eher Kopfschütteln erzeugen. Die Gier ist ein menschliches Phänomen.

Sich ihr daher abhold zeigen, „abstinent" werden und sich in die Wüste zurückziehen? Interessanterweise meint gerade der Benediktinermönch Anselm Grün, dass dies der falsche Ansatz sei. Denn der Rückzug aus der Welt, den sowohl der Buddhismus als auch Asketen des Christentums mitunter propagieren, würde nichts verändern. „Wir können nicht auswandern aus der Welt, sondern wir sollen diese Welt gestalten", meint Grün.[40] Das aber geschieht nicht durch den asketischen Rückzug. Die Gier werde vielmehr mit dem angemessenen Umgang mit den Dingen überwunden.

....

39 Tibi. 2012, S. 19
40 Grün. 2015, S. 137 ff.

Daher rät Grün auch, das Moralisieren über die böse Gier nicht zu übertreiben: „Manche Moralisten prangern nur die Gier im ‚Kasino-Kapitalismus' an. Aber auch ihr Moralisieren bleibt folgenlos. Der Moralist fühlt sich gut, wenn er anprangert. Doch er heilt nicht, was er ablehnt." Vielmehr gehe es darum, solidarisch zu sein, also „zu wissen, dass jeder von uns die Gier in sich hat." Deshalb sei es besser auf eine folgenlos bleibende Generalkritik zu verzichten, dafür aber Wege aufzuzeigen, „wie wir mit und trotz unserer Gier miteinander leben können."

Dem Buddhismus ist die Gier die größte Sünde. Wenn sich Gier und Dummheit aber vermengen, dann sind wir im ökologischen Desaster angelangt. Im Hinduismus heißt es: Shiva wird alles wieder zerstören. Eine Reflexion über die Gier bringt uns daher nicht nur individuelles Glück, sondern auch die Hoffnung, dass sich Ressourcen und Klima unseres Planeten wieder erholen können, beziehungsweise eine Entkoppelung von Verbrauch und Wohlstand stattfindet.

Es gelte daher das Gierige nicht radikal abzuschaffen, sondern die Gier in eine lebensspendende Kraft zu verwandeln. Denn der Gier wohne nicht nur ein zerstörerisches Element inne, sondern auch etwas Lebensbejahendes.

Wie der Ausweg aus der Gier funktionieren könnte, zeigt der Benediktiner dann in einem mehrstufigen Programm. Zu Beginn stehe die Selbsterkenntnis. Man müsse die eigene Gier erkennen und sie dann zu Ende zu denken. Wer dabei erkenne, dass mehr Geld und Besitz nicht mehr an innerer Ruhe, Glück und Zufriedenheit bringt, habe die besten Chancen, die innere Freiheit zu finden und die Gier in Lebenslust zu verwandeln. Denn

nicht das Abtöten des gierigen Impulses sei der Königsweg, sondern seine Verwandlung in tugendhafte Eigen-
schaften. Etwa den Ehrgeiz zu entwickeln, diszipliniert
an eigenen Fehlern zu arbeiten; Gier verringernde Dank-
barkeit zu erlernen, die Freude und Zufriedenheit bringt.
Solidarität mit anderen „Gierigen" zu empfinden, um
ihre Not und Einsamkeit zu begreifen. Damit könne man
die Kraft nutzen, die der Gier innewohnt, um Mitgefühl
und Achtsamkeit gegenüber Menschen, Tieren und der
Natur zu erlernen, um die kleinen Dinge des Lebens genießen zu lernen.

Im Prinzip geht es also darum, Wirtschaft und Ethik zu
verbinden, um die Gier zu zügeln und zu kanalisieren.
Ansätze für ein ökosoziales Wirtschaften haben verschie-
dene Persönlichkeiten auch immer wieder umzusetzen
versucht. Etwa der Deutsche Friedrich Wilhelm Raiffei-
sen (1818–1888) durch ein Genossenschaftssystem für
die Landwirtschaft oder der Schweizer Migros-Gründer
Gottlieb Duttweiler (1888–1962), der sein Unternehmen seinen Kunden vermachte und die Idee des sozialen
Kapitals entwickelte: ein moralischer Kapitalismus, der
frei von Ausbeutung sein Geld verdienen sollte. Auch der
Lebensmittelhändler Spar Österreich nahm unter seinem langjährigen Vorstandsvorsitzenden und nunmeh-
rigen Aufsichtsratsvorsitzenden Gerhard Drexel eine
starke wirtschaftsethische Position ein: Man sah sich als
„Anwalt der Konsumenten" und „Initiator von gesund-
heitspolitischen Maßnahmen". So bezog der Lebensmittelhändler nicht nur Stellung gegen zu viel Zucker oder
Palmöl in Lebensmitteln sowie gegen das gefährliche Un-
krautvernichtungsmittel Glyphosat, sondern auch gegen

kontrovers diskutierte Handelsabkommen wie TTIP oder Mercosur. Wirtschaft und Ethik lassen sich also durchaus verbinden, auch wenn es dafür den Mut braucht, gegen den Strom der Gierigen zu schwimmen. Eine ökosoziale Wirtschaftsethik ist aber das Gebot der Stunde, denn ansonsten landen wir in einer ökologischen Katastrophe.

Neid *(dt.)*, **smira** *(alb.)*, **paxıllıq** *(aserbeid.)*, 羨慕
(chin.), **misundelse** *(dän.)*, **envy** *(engl.)*, **kateudest**
(finn.), **envie** *(franz.)*, **φθόνο** *(griech.)*, ઈર્ષ
(gujarati), वद्विेष *(hindi)*, **iri hati** *(indon.)*, **öfun**
(isländ.), **invidia** *(ital.)*, **ghal** *(klingon.)*, **envej**
(katalan.), **invidia** *(latein.)*, **hae** *(maori)*, **завист**
(russ.), **avund** *(schwed.)*, **zavistjo** *(slowen.)*
kıskançlık *(türk.)*, **eiddigeddu** *(walis.)*, **Neid** *(dt.)*
smira *(alb.)*, **paxıllıq** *(aserbeid.)*, 羨慕 *(chin.)*
misundelse *(dän.)*, **envy** *(engl.)*, **kateudesta** *(finn.)*
envie *(franz.)*, **φθόvο** *(griech.)*, ઈર્ષા *(gujarati)*
वद्विेष *(hindi)*, **iri hati** *(indon.)*, **öfund** *(isländ.)*
invidia *(ital.)*, **ghal** *(klingon.)*, **enveja** *(katalan.)*
invidia *(latein.)*, **hae** *(maori)*, **зависть** *(russ.)*
avund *(schwed.)*, **zavistjo** *(slowen.)*, **kıskançl**
(türk.), **eiddigeddu** *(walis.)*, **Neid** *(dt.)*, **smir**
(alb.), **paxıllıq** *(aserbeid.)*, 羨慕 *(chin.)*, **misundels**
(dän.), **envy** *(engl.)*, **kateudesta** *(finn.)*, **envi**
(franz.), **φθόvο** *(griech.)*, ઈર્ષા *(gujarati)*, वद्विे
(hindi), **iri hati** *(indon.)*, **öfund** *(isländ.)*, **invidi**
(ital.), **ghal** *(klingon.)*, **enveja** *(katalan.)*, **invidi**
(latein.), **hae** *(maori)*, **зависть** *(russ.)*, **avun**
(schwed.), **zavistjo** *(slowen.)*, **kıskançlık** *(türk.*
eiddigeddu *(walis.)*, **Neid** *(dt.)*, **smira** *(alb.*
paxıllıq *(aserbeid.)*, 羨慕 *(chin.)*, **misundelse** *(dän.*
envy *(engl.)*, **kateudesta** *(finn.)*, **envie** *(franz.*
φθόvο *(griech.)*, ઈર્ષા *(gujarati)*, वद्विेष *(hindi*
iri hati *(indon.)*, **öfund** *(isländ.)*, **invidia** *(ital.*
ghal *(klingon.)*, **enveja** *(katalan.)*, **invidia** *(latein.*

Neid

Eifersucht

„Neid ist die ehrlichste Form der Anerkennung"
„Neid ist das zerfressendste aller Laster" (James Barrie)

Neid (dt.), smira (alb.), paxıllıq (aserbeid.), 羨慕 (chin.),misundelse(dän.),envy(engl.),kateudest (finn.), envie (franz.), φθόνο (griech.), ઈર્ષ (gujarati), वद्विेष (hindi), iri hati (indon.), öfun (isländ.), invidia (ital.), ghal (klingon.), envej (katalan.), invidia (latein.), hae (maori), зависть (russ.), avund (schwed.), zavistjo (slowen. kıskançlık (türk.), eiddigeddu (walis.), Neid (dt. smira (alb.), paxıllıq (aserbeid.), 羨慕 (chin. misundelse(dän.),envy(engl.),kateudesta(finn. envie (franz.), φθόνο (griech.), ઈર્ષા (gujarati वद्विेष (hindi), iri hati (indon.), öfund (isländ. invidia (ital.), ghal (klingon.), enveja (katalan. invidia (latein.), hae (maori), зависть (russ. avund (schwed.), zavistjo (slowen.), kıskançlı (türk.), eiddigeddu (walis.), Neid (dt.), smir (alb.), paxıllıq (aserbeid.), 羨慕 (chin.), misundels (dän.), envy (engl.), kateudesta (finn.), envi (franz.), φθόνο (griech.), ઈર્ષા (gujarati), वद्विे (hindi), iri hati (indon.), öfund (isländ.), invid (ital.), ghal (klingon.), enveja (katalan.), invid (latein.), hae (maori), зависть (russ.), avun (schwed.), zavistjo (slowen.), kıskançlık (türk. eiddigeddu (walis.), Neid (dt.), smira (alb. paxıllıq(aserbeid.),羨慕(chin.),misundelse(dän. envy (engl.), kateudesta (finn.), envie (franz. φθόνο (griech.), ઈર્ષા (gujarati), वद्विेष (hindi iri hati (indon.), öfund (isländ.), invidia (ital. ghal (klingon.), enveja (katalan.), invidia (latein

Der Neid gilt als die einzige Todsünde, die keinen Spaß macht. Er blüht im Verborgenen, wird, wie keine der anderen Sünden, tabuisiert und kann in politisch instrumentalisierter Form grausamste Pogrome und Genozide hervorrufen. Die Wüstenväter hatten den Neid so noch gar nicht in ihrem Lasterkatalog berücksichtigt. Erst Papst Gregor der Große nahm ihn als Wurzelsünde in den Kanon der sieben Todsünden auf.

Das Besondere am Neid hatte bereits Aristoteles beobachtet: „Je näher sich Menschen sind, desto höher wird das Risiko des Neides". Beeindruckend schildert dieses „Näherisiko" die biblische Geschichte von Kain und Abel. Kain erschlägt seinen Bruder, weil Gott die Opfer Abels mehr erhörte als seine. Dabei konnte Abel gar nichts dafür. Aber Kains Neid war trotzdem geweckt. Der Neid kann unter Geschwistern und Kollegen durch die Nähe am schlimmsten sein. Die neue Prachtvilla, in die ein angesagter Hollywoodstar einzieht, lässt uns kalt. Auch der 100-Millionen-Deal eines persönlich unbekannten Milliardärs. Aber wenn ein Kollege, die Schwester oder ein Bruder plötzlich das Zehnfache verdient oder im Lotto Millionen gewinnt, kann das die heftigsten Neidgefühle erwecken.

Aus Anti-Aging-Perspektive ist der Neid ein Verhalten, bei dem das Urteil von Paracelsus gelten kann: „Die Dosis macht das Gift". Ab und an genossen, kann er wie seine kleine Schwester, die Eifersucht, anregend wirken. In chronischer Form kann er aber den Charakter einer Verhaltenssucht mit heftigen Stressreaktionen hervorrufen und somit ein Pro-Aging-Faktor ersten Ranges werden. Für das Anti-Aging der Seele ist es daher von besonderer

Bedeutung, sich der Mechanismen des Neides bewusst zu werden, um gegensteuern zu können.

Ein wichtiger Mechanismus des Neides ist, wie gesagt, dass er im Untergrund wirkt, als völlig tabuisiertes Gefühl. Das lässt sich an einem einfachen Gedankenexperiment zeigen. Politiker können sich heutzutage aufs Podium stellen und sagen: „Entschuldigung, ich bin homosexuell". Das wird völlig akzeptiert – und das ist auch gut so. Aber es ist noch nicht passiert, dass ein Politiker am Podium gesagt hätte: „Entschuldigen Sie, ich bin von einem schrecklichen Neid befallen. Ich muss Ihnen das gestehen und deswegen stelle ich die Vertrauensfrage."

Doch was für ein Begehren ist der Neid? Wie sieht er aus und welche Prozesse setzt er in Gang? An sich ist der Neid eine komplexe Emotion, die aus dem Vergleichen und der schmerzhaften Erkenntnis stammt, dass andere das haben, was man selbst gerne hätte. Dabei kümmert es uns, wie gesagt weniger, ob ein unerreichbarer Star in Hollywood mit dem neuesten Sportwagen vorfährt. Vielmehr kommt der schmerzhafte Neidstich vor allem dann, wenn der Nachbar, der Bruder, die Schwester, die engsten Kollegen etwas erreichen, was man selbst gerne hätte: den Karrieresprung, neue interessante soziale Kontakte, einen Millionengewinn, wunderbare Urlaube auf den Malediven oder in St. Moritz, viele „likes" auf Social-Media-Plattformen, den Preis für eine Entdeckung, ein neues Haus, das neue Auto, eine(n) neue(n) Partner(in). Dabei kann es völlig gleichgültig sein, ob das aus Glück oder harter Arbeit passierte. Wer dann ein anerkennendes „Gratuliere! Das möchte ich auch haben!" aussprechen kann, hat schon viel gewonnen. Denn damit habe man das geschafft, was diese Gefühlsregung zum Austrocknen bringen und dem Neid die Schärfe nehmen kann, meinen Philosophen.[41] Eine russische Weisheit spricht in diesem Fall auch vom „weißen Neid": Wer das neue größere Auto des Nachbarn sieht und es bewundernd betrachtet und ihm dann ein „So schön! Jetzt weiß ich, wofür ich sparen werde", kommuniziert, hat den Verständigungskanal bewahrt. Hier kommt dann womöglich ein sportlicher Wettbewerb im „Wer hat das schönere, größere, schnellere Auto" zustande. Neid, in diesem Sinne, kann auch Ansporn sein.

Anders verhält es sich beim schwarzen Neid. Hier wird nichts (mehr) ausgesprochen, hier wird nichts mehr kommuniziert. Vielmehr könnte es vorkommen, dass der neidische Nachbar A in einem unbeobachteten Moment einen Schlüssel zückt und im Vorbeigehen das neue Auto des Nachbars B mit einem langen fetten Kratzer im Lack verziert.

Neid rumort im Inneren und kann eine Person regelrecht „verzehren", wie der Volksmund weiß. Er kann auf Zerstörung sinnen und Ressentiments erzeugen. Was ich nicht haben kann, soll auch der andere nicht haben.

Der Staatstheoretiker Thomas Hobbes (1588–1679), der die erste Staatstheorie schrieb, nannte sein Buch nicht von ungefähr „Leviathan". Denn dieses kosmologische Meeresungeheuer wurde als der Dämon des Neides angesehen. Hobbes begründete darin den absolutistischen Staat, in dem alle ihre Macht an den König abgeben, der

---

41 D'Arms. 2016

sie dafür vor aller Unbill schützt. Interessensausgleich war freilich in solchen Theorien wenig vorgesehen. Und manchmal traf es auch die Reichen und die Mächtigen. Legendär geworden ist die Geschichte von Nicolas Fouquet (1615–1680). Der Finanzminister des französischen Sonnenkönigs Ludwig XIV. hatte es mit viel Geschick, Glück, aber auch krimineller Energie zum reichsten Mann Frankreichs gebracht. Seinen Reichtum stellte er auch stolz zur Schau, etwa in seinem Schloss in Vaux, das er für sich erbauen ließ. In seiner Strategie machte er 1661 aber einen entscheidenden Fehler. Fouquet lud den König zu einem protzigen Fest mit 6.000 geladenen Gästen auf sein Prunkschloss ein. Dort war alles vorhanden, was sich ein König an Luxus erträumen könnte: verschwenderische Party-Inszenierung, Tischgeschirr in Massivgold, teurer Brokat, Spiegel und Marmortische mit vergoldeten Füßen. Dem hatte Ludwig XIV. nichts Vergleichbares entgegenzusetzen. Den Sonnenkönig ereilte der Legende nach der Neidstich: Zwar war die Entmachtung Fouquets schon vor dem legendären „letzten Fest" beschlossen gewesen. Aber im Angesicht des Prunkes seines Ministers wurde das Verfahren gegen Fouquet massiv beschleunigt. Schon drei Wochen nach dem Fest wurde er verhaftet und ihm der Prozess gemacht. Nach drei Jahren verurteilte man ihn zu Verbannung. Dem Sonnenkönig erschien das aber zu milde. Er intervenierte und wandelte Fouquets Strafe um in lebenslange Festungshaft.

Wenn der schwarze Neid instrumentalisiert wird, dann kann er Gemeinschaften und Gesellschaften zerstören. Der Historiker Götz Aly hat diese verstörenden Folgen am Beispiel Deutschlands, dem Antisemitismus und dem Rassenhass in seinem Buch „Warum die Deutschen? Warum die Juden?" analysiert.[42] Juden ergriffen im 19. Jahrhundert die Chancen ihrer neuen wirtschaftlichen Freiheiten, nutzten Bildungschancen und strömten in freie Berufe. Sie wurden Kaufleute, Unternehmer, Ärzte, Rechtsanwälte, Banker und Journalisten. Die in ihrem sozialen Aufstieg weit langsameren christlichen Deutschen reagierten mit Neid und Missgunst. Anstatt des „Ich will auch!" steigerten sie ihr Selbstwertgefühl, indem sie Juden abwerteten und entwerteten, was dann in mörderischem Antisemitismus, der Shoa, mündete.

Doch auch andere Ideologien instrumentalisierten den Neid. Gewettert wurde von Populisten zeit- und länderübergreifend gegen „die da oben", die im finanziellen Luxus lebten und all das hatten, was den Untertanen, Bürgern, Arbeitern oder Bauern – vermeintlich oder nicht – vorenthalten wurde. Es rollten die Köpfe des Adels in Frankreich nach der Revolution 1789 oder in Russland während der Revolution der Bolschewisten 1917. Im Stalinismus wurden Millionen in Gulags ermordet, oft einzig deshalb, weil sie als reiche „Kapitalisten" oder „Großbauern" denunziert worden waren.

Geschürter und instrumentalisierter Neid waren auch ein Grund für den grausamen Genozid 1994 in Ruanda. Dort ermordeten Hutus innerhalb von einhundert Tagen mehr als 800.000 Tutsis, meist mit Macheten, Äxten oder Prügeln. Vorausgegangen war dem Morden eine jahrelange

<hr>

42 Aly. 2011

119

Indoktrination. Das Zusammenleben mit den Tutsis wurde von Hutu-Medien als Verrat an der eigenen Volksgruppe dargestellt und offen zu Ausgrenzung und Gewalt gegen diese Volksgruppe aufgerufen. Dabei waren die sozialen Unterschiede minimal. Deutsche Kolonialisten hatten Tutsis aufgrund von ideologischen Rassentheorien als „Herrenvolk" tituliert. Belgische Kolonialisten schrieben bei einer Volkszählung 1933/34 aber jeden Einwohner Ruandas, der zumindest ein Rind besessen hatte, der Volksgruppe der „Tutsis" zu und befeuerten dadurch den Neiddiskurs. In einem langen schwelenden und immer wieder aufbrechenden Konflikt wurde ab 1990 von den Hutus damit begonnen, offen Neid und Hass gegen die Tutsis zu schüren. In der Ausgrenzungs-Propaganda wurden sie von Zeitungen und Radiosendern als „Kakerlaken" und „Gewürm" entmenschlicht. Als das Flugzeug des Präsidenten von Ruanda, Juvénal Habyarimana, ein Hutu, mit einer Boden-Luft-Rakete am 6. April 1994 um 20:30 Uhr abgeschossen wurde, schrieben die Hutus dies sofort den Tutsis zu. Keine 30 Minuten später begann das Morden. Zuerst nach vorbereiteten Listen, dann durch den Mob.

Die Wunden in Ruanda sind trotz breit angelegter Gerichtsprozesse und Versöhnungsrituale bis heute nicht verheilt. Der den Tutsis zugeschriebene Raketenangriff stellte sich Jahre später übrigens als Fehlinterpretation heraus. Frankreich, so ergab 2021 der Abschlussbericht einer Historikerkommission, trage eine „schwere und erdrückende Verantwortung" für den Genozid, weil das Land bedingungslos das „rassistische, korrupte und gewalttätige" Regime Juvénal Habyarimanas unterstützt habe. Als Staatspräsident Emmanuel Macron im Mai 2021 Ruanda einen Staatsbesuch abstattete, sagte er, nichts könne einen Völkermord entschuldigen. Er hoffe auf Vergebung.[43]

Bei Zimmertemperatur, so meinen Soziologen, sei weißer Neid ein sozial verträgliches Laster, ja stellte sogar eine der Haupttriebkräfte der Gesellschaft dar. In diesem Sinne wäre der weiße Neid ein „ungiftiger Neid". Er geht einher mit Bewunderung und ist Ansporn zum Nacheifern und Mithalten. Funktioniert die vertikale Mobilität der Gesellschaft aber nicht mehr, kann der schwarze Neid toxisch werden. Die kapitalistische Gesellschaft, so sagt der Philosoph Peter Sloterdijk, sei dabei das „Neidkraftwerk" schlechthin.[44] Vorsicht ist daher angebracht, wenn Populisten den Neiddiskurs befeuern. Denn hinter dem weißen kann auch der schwarze Neid lauern.

Somatisch betrachtet löst der Neid ein Bedrohtheitsgefühl aus („der hat was, was ich nicht habe, aber immer haben wollte"), auf das der Körper – je nach Heftigkeit der Neidattacke – mit „Fight-or-Flight"-Reaktionen antworten kann. Man macht sich bereit für den Kampf. Adrenalin, Cortisol, Testosteron werden ausgeschüttet, die Großhirnrinde gedämpft oder abgeschaltet. Der Sympathikus feuert. Der Hypothalamus und das limbische System übernehmen die Kontrolle.

....

43 Wiegel. 2021

44 Sloterdijk. 2010

Warum wir leichte Beute für die „Sünde" sind

Unsere unbewussten Persönlichkeitsanteile sind im limbischen System des Gehirns abgespeichert. Diese Regionen sind uns bewusst kaum zugänglich, sind aber auch der Sitz unserer psychoneuralen Grundsysteme. Sie sind verantwortlich für Stressverarbeitung und Selbstberuhigung, aber auch für Motivation, Impulshemmung oder Risikowahrnehmung. Darauf baut unsere unbewusste Persönlichkeitsbasis auf, die, so betont der Philosoph und Hirnforscher Gerhard Roth in seinem neuen Buch „Über den Menschen"[45], prinzipiell schwer veränderbar ist. Ihr gegenüber stehen die uns bewussten Anteile, die auf der kognitiv-sprachlichen Ebene im oberen Stirnhirn und im „dorsolateralen präfrontalen Cortex" angesiedelt sind. Zusammen mit den Sprachzentren sind hier unsere Intelligenz und unser Verstand verankert.

Eine wichtige Erkenntnis der Hirnforschung ist, dass diese bewusst agierenden Zentren nur einen indirekten Einfluss auf unser Verhalten nehmen können. Unter starker Belastung oder emotionalem Stress kann das Befolgen von vernünftigen Ratschlägen oder eigenen rationalen Einsichten schwierig bis unmöglich werden. Zwischen Verstand und Gefühlen herrscht nämlich eine recht einseitige Beziehung. Gefühle gehen von unbewusst bleibenden Persönlichkeitsanteilen aus und können häufig die Oberhand bekommen. Das kann positiv oder auch negativ sein. Wir sind, um es plastisch auszudrücken,

---

45 Roth. 2021

empathie- und liebesfähig, aber auch leichte Beute für
die „Sünde" des Neides.

Wie wir daher mit individuellen Neidattacken umgehen, ist auch ein komplexes Zusammenspiel aus sozialen
Faktoren und individueller Prägung. Das „unbewusste
Selbst" ist auf der mittleren Ebene des limbischen Systems abgespeichert. Es „temperiert" unseren höchstper-
sönlichen Umgang mit basalen Gefühlen, also wie sehr
wir uns fürchten oder freuen, wovor wir uns ekeln oder
wie wir mit enttäuschten Erwartungen umgehen.

Dieser Persönlichkeitskern ist im Prinzip sehr stabil,
kann sich aber im Laufe der Jahre verändern. Das ist
grundsätzlich positiv. Damit können wir auch zu neu-
en Einschätzungen kommen und, metaphorisch gesprochen, auch von einem „Schattenkind" zu einem „Son-
nenkind" werden, wie es die Psychologin Stephanie Stahl
beschreibt, das gelassener mit negativ ausfallenden Vergleichen und damit einhergehenden Neidattacken umgehen kann.[46]

Für Vorgänge auf der mittleren und zum Teil sogar unte-
ren Ebene des limbischen Systems sind zudem noch wei-
tere Einheiten, wie zum Beispiel der Hippocampus (latei-
nisch für „Seepferdchen) zuständig. Die „Arbeit" dieser
Gehirnteile kann uns unbewusst bleiben – alles ist ruhig,
alles ist gut. Es kann aber auch sein, dass uns wegen dem
Karrieresprung des Bruders oder dem neuen Auto des
Nachbarn eine Unruhe ereilt, die uns in weiterer Folge in
helle Aufregung, Angst und Schrecken versetzen kann.

....

46 Stahl. 2015

Wenn dem so ist, so empfangen wir „Botschaften" aus unserem primären oder sekundären Unbewussten. Das primäre Unbewusste stammt daher aus sehr frühen Prägungen des Hypothalamus, das sekundäre Unbewusste ergibt sich aus frühkindlichen Erfahrungen, die noch nicht im Langzeitgedächtnis abgespeichert werden konnten.

Menschen, so weiß die Glücksforschung, fühlen sich dort am wohlsten, wo die sozialen Unterschiede gering sind – gleich große Häuser, Autos und Einkommen halten den Neidindex klein. Aber er ist nicht null. Es braucht nur ein überraschendes Ereignis einzutreten – und schon laufen biologische Mechanismen ab, bevor wir noch rational reagieren können. Die Botschaft „Nachbar A hat ein neues Auto!" überrascht so sehr, dass sie im Mandelkern („Amygdala") und dem „nucleus accumbens" blitzschnell ein soziales Bedrohtheitsgefühl auslösen kann. („Wie kann er sich das leisten? Ich bin nichts mehr wert! Meine ganze Arbeit war umsonst!") Diese Reaktion mag zwar völlig irrational sein. Blick, Mimik, Gestik und Körperhaltung drücken aber bereits Überraschung, Angst und Enttäuschung aus. Der Blutdruck fällt ab, der überraschte Nachbar B „erblasst vor Neid".

Nun kommt das dritte Grundsystem des Gehirnes mit ins Spiel: das interne Bewertungs- und Motivationssystem. Der negative Impuls kann eine neue Motivation auslösen: „Ich will auch! Ich arbeite jetzt für ein neues Auto!", was zu einer Ausschüttung von Dopamin und anderen hirneigenen Belohnungsstoffen, also körpereigenen Opioiden und Cannabinoiden, angeregt werden. Dieses System registriert unbewusst oder vorbewusst auf Situationen, die man als positiv erlebt hat und speichert ab, welche positiven oder negativen Konsequenzen damit verbunden sind. Dieses motivationale Lernen geht nun von Erinnerungen aus, die – wenn positiv abgespeichert – wiederholt und – wenn negativ abgespeichert – vermieden werden. Neid in kleinen Dosen kann daher motivationsfördernd wirken, vor allem wenn das Gehirn sehr früh auf sportiven Wettbewerb sozialisiert wurde.

Der Neid kann aber auch bei Menschen, die im Vergleich mit anderen ein größeres Stück des Kuchens abbekommen haben, Reaktionen auslösen. Sie versuchen, ob vermeintlicher Neidattacken aus der Umgebung möglichst wenig Aufsehen zu erregen und so unauffällig wie nur möglich ihre kleineren wie größeren Freuden zu genießen[47]. Vor dem größeren Kreis der Familie oder Sippe wird so mancher Lottosechser daher geheim gehalten. Superreiche leben häufig ein äußerst zurückgezogenes Leben. Auch wird von Stammeshäuptlingen erzählt, die Bankbesuche vor allem vor ihren Verwandten zu verheimlichen versuchten, da sie mitunter vor der Bank abgefangen, zur Rede gestellt und moralisch unter Druck gesetzt wurden, etwas vom still genossenen Reichtum zu teilen. Bei manchen Ärzten, die am Land ordinierten, wird erzählt, dass sie aus Gründen der Neidvermeidung zwar die obligaten Ansichtskarten aus dem Urlaub schrieben, – aber nur in Schwarz-Weiß und mit dem Vermerk, dass es zwei Urlaubswochen lang nur geregnet habe.

In der Naturheilkunde wird der Neid mit dem Entgiftungsorgan, der Leber, in Zusammenhang gebracht. Es

....

47 Zitelmann. 2019

heißt, ein Mensch sei „grün oder gelb vor Neid", er würde „Gift und Galle spucken". Eine derartige Psychosomatik ist der modernen Medizin so nicht bekannt. In der Traditionellen Chinesischen Medizin wird aber die grüngelbe Galle dem Neid zugeordnet. Auf den Punkt gebracht hat diese Aussage Symbolkraft: Das Leben fühlt sich so bitter an wie Gallensaft. In der Psychologie kennt man denn auch die „Verbitterungsstörung". Von ihr sprechen Psychologen, wenn Menschen rekapitulierend und verbittert feststellen, dass ihr Leben nicht so gelaufen sei, wie sie es gerne haben wollten und sie sich als Opfer der (ungerechten) Umstände fühlen.

Hilfe gibt es hier in Form der recht neuen „Weisheitstherapie"[48]. In der Psychologie ist die Weisheit ein vergleichsweise neues Forschungsfeld. Es entwickelte sich im Rahmen der Altersforschung. Der Begriff der „Weisheit" wird dabei definiert als eine Fähigkeit oder Fertigkeit, mit schwierigen und letztlich auch unlösbaren Lebensbelastungen umgehen zu lernen. Dabei geht es nicht darum, sein eigenes Leben Punkt für Punkt aufzuarbeiten, sondern um die Entwicklung kognitiver Strategien, die ein „Reframing" ermöglichen, also sich selbst und andere in einem milderen Licht zu betrachten oder möglichst elegant über die Hindernisse zu springen. Wahrscheinlich könnten wir es umgangssprachlich als die Fähigkeit des Vergebens und Verzeihens bezeichnen, sich selbst und anderen gegenüber. Besonders wenn wir zur Eifersucht, der kleinen Schwester des Neides, blicken,

---

48 Linden. 2017

wissen wir, was gemeint ist. Der österreichische Dichter Franz Grillparzer brachte es so auf den Punkt: „Eifersucht ist eine Leidenschaft, die mit Eifer sucht, was Leiden schafft". Shakespeare, der in seinen Dramen die Orgel der Todsünden virtuos bespielte, hat die Gefährlichkeit von Neid und Eifersucht in Othello auf dramatische Weise dargestellt: Othello, ein Schwarzer aus Nordafrika, macht in Venedig Karriere als Heerführer. Allein diese Tatsache sorgt bei seinen Landsleuten für Neid. Dann aber übergeht er bei einer Beförderung seinen ihm bis dahin treuen Freund und Soldaten Jago, einen weißen Venezianer. Der fühlt sich um seine Karriere betrogen und sein Neid und Hass gewinnen die Oberhand. Bei der Absicht, sich an Othello zu rächen, entwickelt Jago geradezu kriminelle Energie. Er will ihn in den psychischen Ausnahmezustand treiben und er kennt auch die Achillesferse seines Vorgesetzten: dessen wunderschöne (weiße) Frau Desdemona, die Othello abgöttisch liebt. Jago inszeniert eine teuflische Intrige, durch die Othello immer mehr an der Treue Desdemonas zu zweifeln beginnt. Damit hat Jago erreicht, was er wollte. Othellos Eifersucht verselbständigt sich und treibt ihn in die Raserei. Auch wenn Desdemona ihm unter Tränen ihre Treue beteuert, kann er ihr kein Wort mehr glauben. In rasender Eifersucht erwürgt er seine Angebetete. Um das Drama zum Höhepunkt zu treiben, muss Othello dann auch noch erkennen, dass er der Intrige Jagos zum Opfer gefallen war. Desdemona hatte ihn immer geliebt und war ihm nie untreu gewesen. Verzweifelt und untröstlich ob des Mordes an seiner Liebsten ersticht sich Othello selbst.

Was also tun? Auch aus der Anti-Aging-Perspektive ist die Prophylaxe der Königsweg. Ein Häppchen Neid (und Eifersucht), so meinen Emotionsforscher, können anregend sein, beziehungsweise können wir sie zur Reflexion und Selbstdiagnose verwenden. Sie lassen uns Situationen und Personen erkennen, die einen einmal mehr oder weniger neidisch werden lassen. So könnte man sein eigenes „Neidprofil" erstellen – und am eigenen Motivationsmanagement arbeiten. Dabei stellt sich mitunter die Frage, ob es überhaupt sinnvoll ist, sich mit Virtuosen, Hochbegabten, Ausnahmeerscheinungen oder Hochleistungssportlern zu vergleichen. Das tendenziell Unerreichbare spornt nicht an, es kann eher blockieren. Machen Sie den Test mit dem neuen Auto des Nachbarn. Einen guten Anti-Aging-Faktor erreichen Sie, wenn es Sie gelassen bleiben lässt. Im Rheinland heißt es: „Man muss auch jönne könne", also: Man muss auch gönnen können.

Schöne Engel – hässliche Teufel

Aus Anti-Aging-Perspektive ist die Schönheit, die Ästhetik immer ein großes Thema. Wir lieben die Schönheit und tun alles, um auch im Alter noch als schön und attraktiv zu gelten. Wenn wir uns in diesem Zusammenhang die Spiritualität als das „Anti-Aging der Seele" bewusst machen, so können wir eines feststellen: Eingefahrene Denkstrukturen können sich auch im Gesicht manifestieren, oder anders gesagt: Ab 50 ist jeder für sein Gesicht selbst verantwortlich. Die Art des Denkens spiegelt sich auch im Gesicht wider. Man denke da nur an den Dalai Lama, das Oberhaupt des tibetischen Buddhismus. Sein Gesichtsausdruck ist auch mit 80 noch freundlich, offen und gelassen. Völlig anders sind da Gesichter der Gierigen, Zornigen oder Neidischen. Sie können fratzenhaft verzerrt sein. Ob bestimmte Verhaltensweisen durch Epigenetik vererbbar werden, ist, auch wenn es den einen oder anderen Hinweis dafür gäbe (beispielsweise bei Suchterkrankungen), Spekulation. Dass sich Emotionen aber im Gesicht widerspiegeln und auch „einkerben" können, ist eine Alltagserfahrung. Die (mittelalterliche) Kunst hat sich dieses Phänomen zunutze gemacht und den Gegensatz zwischen gut und böse immer auch als eine ästhetische Tatsache interpretiert: Hier die schönen Engel mit lieblich-reinen Blicken, dort die hässlichen Teufel mit sündig-bösen Gedanken. Diese Überhöhung der guten und damit auch schönen Gedanken und der schlechten, sündhaften und damit hässlichen Gedanken nutzten auch die Dombaumeister des Mittelalters. Sie vermittelten dabei der analphabetischen

Bevölkerung die Idee von Gut und Böse auf plastische Weise. Während die hässlichen Dämonen etwa als wütende Wasserspeier von den Domen knurren, finden sich auf den Altären Heiligengestalten in ebenmäßigen und verklärten Gesichtszügen, die geradezu postorgastisch entspannt gegen den Himmel blicken.

Interessant ist, dass diese eindeutigen Zuordnungen in der Antike noch nicht so ausgeprägt waren. Denn anfangs hatten Dämonen noch keinen so abgrundtief schlechten Ruf. Ursprünglich vom altgriechischen δαίμων (daímōn) stammend, wurde in verschiedenen antiken Mythologien aber auch in der Philosophie ein Dämon noch nicht als etwas von vornherein Böses verstanden, sondern eher als ein „Geist" beziehungsweise eine warnende oder mahnende Stimme des Gewissens. So gesehen waren Dämonen nicht per se mit dem Bösen verbunden. So hatte Sokrates seine innere Stimme, „die ihm abrate, etwas Unrechtes zu tun", als ein göttliches Geschenk und höheres Wesen verstanden, das ihm seit seiner Jugend beiwohne. Dieser inneren Stimme blieb Sokrates treu, aber sie wurde ihm auch zum Verhängnis. Da er von seinem *Daímōnion* oft und viel erzählte, glaubten die Athener mit der Zeit, er führe neue Götter ein und verurteilten ihn zum Tod durch den Schierlingsbecher – wohl auch um sich eines lästigen Kritikers zu entledigen.

Kleine Dämonenkunde

In der Antike war die Personifizierung von Ideen, guten wie schlechten, jedenfalls gang und gäbe. Im Christentum wurde die Dämonenkunde aber noch im 16. Jahrhundert ausgebaut und vereinheitlicht. In diesem Zeitraum geschah auch die bekannteste Zuordnung der sieben Todsünden zu den sieben Höllenfürsten. Sie stammte vom Trierer Weihbischof und „Hexentheoretiker" Peter Binsfeld (1545–1598). Dieser war übrigens direkt für den Tod am Scheiterhaufen von hunderten Frauen, aber auch vieler Männer im Raum Trier verantwortlich. Er hatte ihnen Hexerei oder Zauberei vorgeworfen. Sein unrühmliches Hexentraktat erschien in sechs Auflagen und war über Jahrzehnte „Standardwerk" in der Hexenverfolgung.

Geht man der Wortgeschichte der einzelnen Dämonen nach, so ergeben sich manch interessante Einblicke[49]:

Hochmut – Luzifer

Der Todsünde des Hochmutes ordnet Binsfeld Luzifer zu, der im Christentum als der oberste Teufel gilt, der als Erster gegen Gott rebellierte. In der römischen Mythologie wurde Luzifer noch als poetische Bezeichnung für den Morgenstern, also die Venus, bezeichnet. „Luzifer" war eigentlich nichts anderes als die wörtliche Übersetzung der griechischen Ausdrücke Φωσφόρος (Phosphóros: „Lichtbringer") bzw. Ἑωσφόρος (Eosphóros: „Bringer der Morgenröte"), die schon in Homers Odyssee auftauchten.

....

49 Cancik und Schneider. 2010

Geiz – Mammon
Dem Geiz ordnete Binsfeld Mammon zu. Im ursprünglichen aramäischen Wortsinn bedeutet אֲנוֹמְמ (mamona) „Vermögen" oder „Besitz". Bekannt wurde der Begriff im Deutschen auch dadurch, dass ihn Martin Luther nicht übersetzte und Mammon so im Volksglauben zum personifizierten Dämon des Geizes und der Habgier wurde. „Niemand kann zwei Herren dienen: Entweder er wird den einen hassen und den andern lieben, oder er wird an dem einen hängen und den andern verachten. Ihr könnt nicht Gott dienen und dem Mammon." (Mt 6,24, Lutherbibel). Im Jedermann tritt Dämon Mammon als personifizierter Reichtum auf, der den Menschen zum Geiz verführt.

Neid – Leviathan
Binsfeld ordnet dem Neid den dämonischen Leviathan zu, dem kosmischen Seeungeheuer der jüdischen Mythologie. Nach einigen Überlieferungen hat Gott den Leviathan erschaffen, um mit ihm zu spielen. Mitunter wird der Leviathan auch als Allegorie auf die Kraft des Meeres aufgefasst und als Gegenstück des Behemoths gesehen, der das Ungeheuer am Festland wäre. Die erste Staatstheorie, geschrieben von Thomas Hobbes, erschien bezeichnenderweise unter dem Titel „Leviathan", dem Dämon des Neides also.

Zorn – Satan
Im Hebräischen steht שָׂטָן (Satan) für „Gegner" und bezeichnet einen Engel, der wegen Ungehorsams aus dem Himmel verbannt wurde. Damit wurde er zum Antagonisten Gottes und verführt nun Menschen dazu, sich gegen ihn aufzulehnen. Im Buch Hiob wird auch von einer Wette Gottes mit Satan erzählt, in der dieser Hiob mit allen nur erdenklichen Übeln wie Plagen, Krankheit und Schicksalsschlägen von seiner Gottergebenheit abzubringen versucht. Hiob allerdings besteht den Test. Adam und Eva haben den Test nicht bestanden. So gesehen wird uns recht eindringlich mitgeteilt, dass Schwäche und Sünde selbst in den besten Familien vorkommen können. Im Alten Testament wird Satan auch für Menschen verwendet, die sich feindselig verhalten, im neuen Testament wird er als Dämon dargestellt und als „Fürst dieser Welt", der erst beim jüngsten Gericht verstoßen und seine Macht verlieren wird. In der Kirchengeschichte wurden denn auch immer wieder Nichtchristen als Mächte des Satans dargestellt.

Wollust – Asmodäus

Der Dämon Asmodäus leitet sich Aeshma-Devi oder Asmodis ab, der im Altpersischen den Dämon des Zorns, der Habgier und der Wollust verkörperte. In der jüdisch-christlichen Tradition wird er in der Bibel als Verhinderer der Eheschließung der Sara erwähnt. Alle sieben Ehemänner starben, bevor sie mit ihr geschlafen hatten. Mit Engelshilfe gelingt es dann aber Tobit ihn zu bannen. Der Dämon flüchtet nach Ägypten, kommt aber in der Zeit König Salomons zurück. Dem gelingt es, ihn seinem Willen zu unterwerfen. Der Dämon bricht dann aber wieder aus und stiehlt Salomon eine Frau.

Völlerei – Beelzebub

Im Hebräischen und Arabischen bedeutet Beelzebub so viel wie „Herr der Fliegen". In der jüdisch-christlichen Tradition wird der „Baal Zebub" als Stadtgottheit von Ekron genannt, einer antiken Philister-Siedlung, zirka 50 Kilometer westlich Jerusalems. „Baal" war im Altertum ein Titel, der für jeden Gott verwendet werden konnte. Als Baal wurden Berg-, Wetter-, aber auch Fruchtbarkeitsgötter verehrt. „Baal Zebub" („Herr der Fliegen") war vermutlich eine Verballhornung von „Baal Zebul" („erhabener Herr", „Fürst"), um die heidnische Gottheit als Dämonen zu verunglimpfen und seine Anhänger zu verspotten. Überliefert ist Beelzebub auch mit der Bedeutung „Herr des Misthaufens", abgeleitet vom hebräischen Wort „zabal" (düngen).

Trägheit – Belphegor

Ähnlich dem Beelzebub scheint der Dämon Belphegor sprachlich einen regionalen antiken Baal zum Ursprung zu haben. In der Bibel wird er in Zusammenhang mit einem Glaubensabfall israelitischer Stämme in der Nähe des Berges Peor, rund fünfzig Kilometer östlich Jerusalems, erwähnt. Einige Israeliten ließen sich bei den dort siedelnden Moabitern nieder und übernahmen wohl auch deren Gottheit, Baal-Peor. In der rabbinischen Literatur wird Baal-Peor als Dämon dargestellt, der die Heiden (und abgefallenen Israeliten) das Fressen, Saufen und die Unkeuschheit lehrte und so den Glaubensabfall durch die damit einhergehende Trägheit in der Gottesfürchtigkeit erst möglich machte. Binsfeld ordnet Belphegor („Baal-Peor") daher der Todsünde der Trägheit zu. Die (Denk-)Faulheit verführe also zum Glaubensabfall.

Hochmut (dt.), krenaria (alb.), qürur (aserbeid.
自豪 (chin.), hovmod (dän.), pride (engl.
ylpeydestä (finn.), orgueil (franz.), υπερηφάνει
(griech.), અઙ્કાર (gujarati), अभमिान (hindi,
kesombongan (indon.), stolt (isländ.), orgogli
(ital.), petaQ (klingon.), orgull (katalan.), superbi
(latein.), whakapehapeha (maori), высокоме́ри
(russ.), stolthet (schwed.), ošabnost (slowen.
gurur (türk.), balchder (walis.), Hochmut (dt.
krenaria (alb.), qürur (aserbeid.), 自豪 (chin.
hovmod (dän.), pride (engl.), ylpeydestä (finn.
orgueil (franz.), υπερηφάνεια (griech.
અઙ્કાર (gujarati), अभमिान (hindi), kesombonga
(indon.), stolt (isländ.), orgoglio (ital.), peta
(klingon.), orgull (katalan.), superbia (latein.
whakapehapeha (maori), высокоме́рие (russ.
stolthet (schwed.), ošabnost (slowen.), guru
(türk.), balchder (walis.), Hochmut (dt.), krenari
(alb.), qürur (aserbeid.), 自豪 (chin.), hovmo
(dän.), pride (engl.), ylpeydestä (finn.), orgue
(franz.), υπερηφάνεια (griech.), અઙ્કાર (gujarati
अभमिान (hindi), kesombongan (indon.), sto
(isländ.), orgoglio (ital.), petaQ (klingon.), orgu
(katalan.), superbia (latein.), whakapehapeh
(maori), высокоме́рие (russ.), stolthet (schwed.
ošabnost (slowen.), gurur (türk.), balchder (walis.
Hochmut (dt.), krenaria (alb.), qürur (aserbeid.
自豪 (chin.), hovmod (dän.), pride (engl.), ylpeydest
(finn.), orgueil (franz.), υπερηφάνεια (griech.

Hochmut

Geltungssucht
Gefallsucht
Narzissmus

„Hochmut kommt vor dem Fall"

Hochmut (dt.), krenaria (alb.), qürur (aserbeid.), 自豪 (chin.), hovmod (dän.), pride (engl.), ylpeydestä (finn.), orgueil (franz.), υπερηφάνεια (griech.), અઙ્કાર (gujarati), अभिमान (hindi), kesombongan (indon.), stolt (isländ.), orgoglio (ital.), petaQ (klingon.), orgull (katalan.), superbia (latein.), whakapehapeha (maori), высокомéрие (russ.), stolthet (schwed.), ošabnost (slowen.), gurur (türk.), balchder (walis.), Hochmut (dt.), krenaria (alb.), qürur (aserbeid.), 自豪 (chin.), hovmod (dän.), pride (engl.), ylpeydestä (finn.), orgueil (franz.), υπερηφάνεια (griech.), અઙ્કાર (gujarati), अभिमान (hindi), kesombongan (indon.), stolt (isländ.), orgoglio (ital.), petaQ (klingon.), orgull (katalan.), superbia (latein.), whakapehapeha (maori), высокомéрие (russ.), stolthet (schwed.), ošabnost (slowen.), gurur (türk.), balchder (walis.), Hochmut (dt.), krenaria (alb.), qürur (aserbeid.), 自豪 (chin.), hovmod (dän.), pride (engl.), ylpeydestä (finn.), orgueil (franz.), υπερηφάνεια (griech.), અઙ્કાર (gujarati), अभिमान (hindi), kesombongan (indon.), stolt (isländ.), orgoglio (ital.), petaQ (klingon.), orgull (katalan.), superbia (latein.), whakapehapeha (maori), высокомéрие (russ.), stolthet (schwed.), ošabnost (slowen.), gurur (türk.), balchder (walis.), Hochmut (dt.), krenaria (alb.), qürur (aserbeid.), 自豪 (chin.), hovmod (dän.), pride (engl.), ylpeydestä (finn.), orgueil (franz.), υπερηφάνεια (griech.),

Der Hochmut steht im Lasterkatalog der Kirche an erster Stelle und gilt als schwerste aller sieben Todsünden. Denn der Hochmut wäre das Übel, von dem aus sich alle anderen Sünden ergeben würden.

Auch aus Sicht der Anti-Aging-Medizin hat diese Sünde eine besondere Bedeutung. Der Hochmut kann dem „Anti-Aging der Seele" schaden, wenn er alle Bezugssysteme über den Haufen wirft. Für exzessive Selbstüberhöhung, wie sie im malignen Narzissmus auftritt, kann der Ruhm- und Selbstsüchtige eine Spur der Verwüstung in seiner Umwelt ziehen – und der Narzisst selbst bei Enttäuschungen und Kränkungen in tiefste Depression verfallen, oder – aus Selbstüberschätzung – sogar das eigene Leben opfern. Damit ist der Stolz auch die menschlichste aller Sünden. Sie ergibt sich aus Fähigkeiten, die Tieren fremd sind: Dem manchmal völlig irrationalen Streben nach Ruhm, Anerkennung – und Unsterblichkeit.

Wer sein berufliches Leben in Großorganisationen verbracht hat, wird wohl auf der Stelle Beispiele von Kollegen oder Vorgesetzten nennen können, die ein seltsames Verhalten an den Tag legen. Sie kommen zu spät und gehen zu früh. Sie tragen meist rote Krawatten und fühlen sich als die wichtigsten Personen auf Erden. Wer ihnen widerspricht, wird auf der Stelle abgekanzelt. Kritiker werden in Grund und Boden verdammt. Dafür stellen sie die eigene Leistung in den Mittelpunkt und blasen selbst ihre kleinsten Innovationen und Taten als wichtige, ja nahezu die Menschheit rettende Maßnahmen auf. Für die Karriere, für Ruhm und Rampenlicht geben sie Alles. Sie arbeiten hart und sehen es als natürliche Gegebenheit, dass ihr Platz nur ganz vorne und ganz oben sein kann. Dass Kollegen im Rampenlicht stehen, können sie nicht ertragen. Nur schwer halten sie die Contenance und gratulieren höflichkeitshalber. Das Schlimmste, was passieren kann, ist, wenn der eigene Ruhm zu schwinden beginnt, etwa wenn das öffentliche Interesse an ihrer Person nachlässt oder anderen bei einer Beförderung der Vorzug gegeben wird. Dann können sie geradezu kriminelle Energien entwickeln, um ihren Statusverlust wettzumachen.

Wenn man dies beobachtet, dann ist man wahrscheinlich der Sünde des Hochmutes begegnet, die meist im Doppelpack mit dem Neid in ein und derselben Person seltsame Blüten treiben kann. Hochmut und Neid sind, so sagt die Psychologie, weniger biologisch denn sozial determiniert. Vermutlich haben sich diese Schieflagen in der Selbst- und Fremdeinschätzung erst in höher entwickelten Gesellschaften entwickelt, die bereits die Arbeitsteilung kannten. Wer dem stolzen Hochmut frönt, frönt daher einer „Sünde", die erst sehr spät in der Evolution möglich wurde. Man könnte sagen, sie entsteht in der Großhirnrinde, in jenem Teil des Gehirnes also, der evolutionär betrachtet den jüngsten Teil des menschlichen Gehirnes ausmacht und Tieren völlig fremd ist. Der Hochmütige kann sein eigenes Ich auf seltsam groteske Weise überhöhen, was unter Umständen zu schweren sozialen Verwerfungen führen kann.

In der Antike wurde der Hochmut unter bestimmten Umständen besonderen Menschen zugestanden, die besondere Leistungen erbracht hatten. Fußte der Hochmut auf maßloser Selbstüberschätzung, wurde er schon damals verdammt. Man verstand ihn als Hybris, die Homer als „Zügellosigkeit" beschrieb, ein Rasendwerden, das in der Hybrisma, dem Frevel, der Vergewaltigung und dem Raub ende. Bestraft wurde er in der „Nemesis", der Rache der Götter, die Menschen nicht als Gottgleiche duldeten. Ikarus stirbt, weil er zu hoch hinaus will und an der Sonne verbrennt, Phaeton stürzt mit seinem Sonnenwagen ab und Prometheus wird zu Höllenqualen verdonnert, weil er den Menschen das Feuer gebracht hatte.

Für Papst Gregor den Großen wurde der „Hochmut" oder „Stolz" deshalb zur größten Sünde überhaupt, weil er die negativen Auswirkungen des Glaubensabfalls sichtbar mache. Adam und Eva erhoben sich über die Regeln im Paradies und mussten dieses auf Nimmerwiedersehen verlassen. Die Sünde des Hochmutes hat deshalb auch ihren paradoxen und gleichzeitig ambivalenten Teil des Menschlichen in sich. Zum einen erzählt sie von der menschlichen Kraft des Geistes, seinem Können und der Freiheit des Denkens. Zum anderen zeigt sie auch den tödlichen Abgrund, der sich öffnet, wenn einen der Sog erst einmal erfasst und alle Grenzen fallen.

Das Eigenartige am Hochmut haben auch die Wüstenväter erkannt. Schon sie kamen in ihren unerbittlichen Selbstreflexionen zu dem Ergebnis, dass der Hochmut die Sünde der Erfolgreichen ist – und paradoxerweise auch sie, die Asketen, betreffen kann. Denn wer in der Einsiedelei über Wochen, Monate oder sogar Jahre brav seine Exerzitien ausführte, konnte stolz – zu stolz – auf seine Fortschritte werden. Wenn man sich etwa erfolgreich gegen die „Dämonen" der Wollust, Gier oder der

Völlerei zur Wehr gesetzt hatte, könnte man dies nicht nur demütig zur Kenntnis nehmen, sondern sich einbilden, der beste Asket aller Zeiten zu sein. Damit befinde man sich bereits auf dem besten Wege, ein Heiliger zu werden, dem auf der Straße zugejubelt wird. Vor allem die Bravsten konnte es treffen!

Der Gedanke des eitlen Ruhmes käme dabei äußerst subtil daher, schrieb der Asket Evagrius. Denn der „Dämon der Ruhmsucht ...

> ... stellt sich leicht bei den Tugendhaften ein mit der Absicht, ihre Kämpfe an die Öffentlichkeit zu bringen. Und stets auf der Jagd nach Ruhm bei den Menschen, ersinnt er kreischende Dämonen, geheilte Weibsbilder und gar eine Volksmenge, die seine Gewänder berührt ... Er prophezeit ihm hernach auch das Priestertum und bestellt die ihn Suchenden an die Tür. Und nachdem er ihn auf diese Weise mit eitlen Hoffnungen in die Höhe gehoben hat, fliegt er davon und überlässt ihn entweder dem Dämon des Hochmutes zur Versuchung oder dem des Kummers, der ihm seinen Hoffnungen entgegengesetzte Gedanken zuführt."[50]

Nicht ganz ohne Selbstironie zeigt Evagrius, dass man sich eben nicht in einem Wettbewerb der besten Asketen befände, in dem es um Ruhm und hohes Ansehen ginge. Bliebe man aber bei dem Gedanken hängen: „Wer ist der beste Asket? Wohl ich!", so folge der Ruhmsucht „der Dämon des Hochmutes" und dieser verleite einen dann

50 Ponticus. 2008, S. 99

zur Hybris. Was folge sei Ärger und Zorn, wenn man genau diesen Ruhm eben nicht erreiche.

Im medizinischen Sinne würde man heute bei „Hochmut" von einer narzisstischen Persönlichkeitsstörung sprechen. Von Sigmund Freud wurde der (primäre) Narzissmus noch eher neutral als ein Entwicklungsstadium in der Ich-Entstehung im frühen Kindesalter betrachtet. Heute wird der Begriff ubiquitär aber eher negativ konnotiert verwendet. Frei davon, so heißt es, sei niemand. Doch nicht jeder ist wie Narziss, der sich in sein eigenes Spiegelbild verliebt, um dann den Tod zu finden, weil er sich selbst nicht erreichen kann.

Vielmehr sei es heute umgekehrt: Ein gerüttelt Maß an selbstbewusstem Auftreten und beharrlichem Verfolgen eigener Interessen sei in der heutigen Gesellschaft für Karriere und Erfolg wohl notwendig, meinen Psychologen. Selbstdarstellung à la „Klappern gehört zum Geschäft" muss denn auch noch nicht auf eine narzisstische Persönlichkeitsstörung hinweisen, die Betroffene zu rücksichtslosen Psychopathen werden lässt. Psychologen machen auch immer wieder darauf aufmerksam, dass die Selbstverliebtheit viele Formen und Ausprägungen kennt und eine Persönlichkeit akzentuieren, aber noch nicht völlig vereinnahmen muss. Narzissmusforscher stellen aber fest, dass die entgleiste Selbstüberhöhung mehr und mehr zunimmt und Philosophen weisen darauf hin, dass der narzisstisch ausgeprägten „Selbstliebe" das Hautgout des Krankhaften, Falschen anhafte. Wilhelm Schmid schlägt daher den Begriff der „Selbstfreundschaft" vor, wenn man die positiven Seiten eines liebevollen Umganges mit sich selbst aufzeigen möchte.[51] Den Begriff der Selbstfreundschaft verwendete bereits Marc Aurel, der philosophischste aller Kaiser des Römischen Reiches, in seinen Bekenntnissen. Anders als die Selbstliebe beinhaltet „Selbstfreundschaft" die Möglichkeit der kritischen Selbstreflexion – eine Tugend, die ausgeprägte Narzissten so nicht kennen oder kennen wollen.

Der bekannte Psychiater Reinhard Haller hat den Narzissmus genial durch die „vier E" charakterisiert:[52] Übertriebene Egozentrik, Mangel an Einfühlungsfähigkeit (Empathie), große Empfindlichkeit und letztlich Entwertung anderer. Donald Trump haben daher viele Narzissmusforscher als Geschenk angesehen. Ferndiagnosen, die narzisstisches Verhalten bei ihm feststellten, gab es genügend. Ob er im psychiatrischen Sinne eine narzisstische Persönlichkeitsstörung hat, kann man so wohl nicht feststellen. Eines aber kann man schon sagen: Alle „vier E", also Egozentrik, Empathielosigkeit, Empfindlichkeit und Entwertung waren bei ihm Programm und von bescheidener Zurückhaltung hielt er nichts. So wie auch andere Machthaber mit narzisstischen Zügen, man denke nur an Putin, Erdogan und Bolsonaro, neigt auch Trump zum (egozentrischen) Regelbruch. Unter ihm trat die USA etwa aus dem Klimaschutzabkommen aus, er setzte die Grenzwerte für Kohlendioxid-Emissionen hinauf oder erleichterte die gesetzlichen Vorgaben für

....

51 Schmid. 2018
52 Haller. 2019

142

das Fracking, ein äußerst umweltgefährdendes Ölsand-Abbauverfahren, das fatale Gesundheitsfolgen auslösen kann. Mit seinen Regelbrüchen polarisierte er bewusst die Öffentlichkeit und erzeugte einen Effekt, den Narzissten häufig anstreben: Auf der einen Seite standen seine Fans, die ihm zujubelten und kritiklos huldigten, auf der anderen Seite standen seine Kritiker, die er bewusst bis zur Weißglut reizte. Einen Mittelweg gab es nicht. Mitarbeiter lobte er in den Himmel, um sie kurze Zeit später wieder ihres Amtes zu entheben. Journalisten, die kritische Fragen stellten, wurden öffentlich bloßgestellt oder Nachrichtensperren über sie verhängt. Ein „schwieriger Chef" heißt es in solchen Fällen, wenn ähnliche Charaktere leitende Funktionen übernehmen. Wie auch immer: Unrühmlich war dann Trumps Abgang, als er seine Anhänger in Richtung Kapitol schickte und die verlorene Wahl nicht anerkennen wollte. Auch zum Schluss noch ein Regelbruch, wie wir es von klassischen malignen Narzissten kennen.

Interessant ist, dass der Narzissmus auch als eine Suchterkrankung begriffen werden kann. Den Weg dorthin weist bereits ein Synonym für den Hochmut: Er wird nicht nur als „Hoffart" oder „Eitelkeit" bezeichnet, sondern auch als die „Selbstsucht". Das Sucht nach sich selbst schafft dabei ähnliche Leiden wie andere „stoffungebundene" Süchte. Denn Sucht ist, wie wir gesehen haben, nicht nur eine Erkrankung, bei der man von verschiedenen Substanzen (Alkohol, Nikotin, Kokain ...) abhängig werden kann. Bei der narzisstischen Selbstsucht wird das Selbstwertgefühl von außen gespeist. Innerlich ist ein maligner Narzisst leer, er braucht die Anerkennung, den Erfolg, um sich selbst zu spüren. Diese hohe Abhängigkeit des Selbstwertes von externen Faktoren kann auch in der Katastrophe enden. Kommt keine Aufmerksamkeit von außen mehr nach, kann der Ruhm- und Erfolgsverwöhnte in tiefste Depressionen stürzen. So berichten Politiker, aber auch Direktoren oder Klinikchefs manchmal von regelrechten Entzugserscheinungen, wenn sie im Ruhestand nicht mehr dieselbe Aufmerksamkeit wie in ihrem Berufsleben erlangen. Manche können damit besser umgehen, andere weniger. So ist der „Pensionsschock" unter Umständen auch ein kalter Entzug oder ein „sozialer Kater", weil man von heute auf morgen die eigene Eitelkeit, die Sucht nach Ruhm und Anerkennung nicht mehr befriedigen kann.

Wo die Ruhmsucht enden kann, dafür ist das prototypische Beispiel die Geschichte von Gaius Julius Cäsar (100–44 v. Chr.) Der Spross einer angesehenen römischen Familie fühlte sich Zeit seines Lebens zu Höherem berufen – und hat alles gegeben, um das auch zu erreichen. Sein Karrierewunsch kannte keine Grenzen. Schon in jungen Jahren war er bekannt, berühmt und berüchtigt als Stratege und erfolgreicher Feldherr. Doch die steile Soldatenkarriere war ihm nicht genug. Seine Geltungssucht veranlasste ihn zu immer neuen und noch riskanteren Unternehmungen. Aus der Ferne betrachtet, benahm er sich tatsächlich wie ein Süchtiger. Das Erreichte war ihm immer zu wenig. Er brauchte mehr von dem ihn süchtig machenden Stoff. Doch wie erhöht man als einer, der schon alles erreichte, noch einmal die Dosis? Als Verweser eines Weltreiches, der größten Republik der damaligen Welt? Auch die Abschaffung der Republik, die Alleinherrschaft als Cäsar konnte ihn nicht befriedigen. Doch was kann den Ruhm als Kaiser, dem bereits alle Macht gehört, noch toppen? Wie kann er die Dosis weiter steigern, um neuen Ruhm und Anerkennung zu bekommen? Er versucht es mit der Liebe. Sein neues Prestigeobjekt, sein neuer „Schmuck" wird die damals schönste, glänzendste und begehrteste Frau der Antike: Er erobert Ägypten – und Kleopatra, die Königin Ägyptens. Doch Cäsar bleibt ein Getriebener. Das Liebesgeplänkel kann seine Ruhmsucht nicht stillen. Er braucht mehr von diesem Stoff, von der Anerkennung, von dem, was niemand bekommen kann, außer ein Mensch: er, Julius Cäsar selbst. Was aber kann ein Ruhmsüchtiger noch werden, wenn er schon alle Macht und Schönheit besitzt? In den Iden des März (am 15. März) gibt sich Cäsar in Sachen Ruhmsucht seinen „goldenen Schuss". Er besucht die Senatsversammlung, obwohl er davor gewarnt worden war. Wenig später stirbt er durch die Messerstiche der Senatoren. Im metaphorischen Sinne aber hatte er sein Ziel erreicht. Sein Tod hat ihn unsterblich gemacht. Jeder Kaiser in seiner Nachfolge hat sich auf ihn berufen („keisar" steht althochdeutsch für Cäsar). Julius Cäsar ging in die Geschichtsbücher ein. Wenn man so will, hat er sogar Zeus und Jupiter überlebt. Von Cäsar spricht man heute noch eher als von antiken Göttern.

Hochmut als „Pro-Aging-Faktor"

Papst Gregor hatte den Hochmut an die erste Stelle, als die größte Sünde gestellt. Die Antithese zum Hochmut sei die Demut. Mit Demut könne man seine spirituellen Kanäle wieder reinigen. Diese Anschauung kommt auch in anderen Religionen vor. Derwische im Islam trugen etwa immer einen Säbel mit sich. Aber nicht um sich zu verteidigen oder sich und andere zu töten. Der Säbel war eine symbolische Waffe. Jeden Morgen mussten sie sich mit dem Säbel über den Kopf fahren, um den über Nacht gewachsenen Hochmut abzuschneiden. Denn der wahre Weg zur Spiritualität sei die „wahre Demut". Diese Ansicht zieht sich durch viele Religionen, wie die des Christentums, des Islams, oder auch des Judentums und des Hinduismus. Mit Demut gelange man zur Spiritualität.

Aber auch bei der Demut gibt es Fußangeln. „Falsche Demut" kann auch eine verdeckte Form des Hochmutes sein. Darauf haben, wie oben gesehen, bereits die Wüstenväter hingewiesen. Und manchmal braucht es für das eigene „Anti-Aging der Seele" auch Vorarbeiten. (Maligne) Narzissten könnten durch ihre Selbstüberschätzung sich und ihre Gesundheit in Gefahr bringen. Ihre Hybris lässt sie dann nicht mehr bei klarem Verstand handeln: Adolf Merckle zum Beispiel, ein deutscher Multimilliardär aus der Pharmabranche (Ratiopharm), warf sich vor den Zug, weil er bei Finanzspekulationen ein paar hundert Millionen verlor – obwohl er dennoch Multimilliardär blieb. Viele Menschen übernehmen sich auch beim Sport, trauen sich viel mehr zu als sie können. Sie steigen auf Berge, wo ihre alpinen Erfahrungen nicht ausreichen, flitzen im Pensionsalter auf Rollern durch die Straßen, bis es kracht. Auch sie werden dann Opfer ihrer eigenen Hybris.

Unter (malignen) Narzissten leidet aber auch ihre Umwelt. Hochmut in Form des malignen (bösartigen) Narzissmus stellt vor allem einen Pro-Aging-Faktor für seine Opfer dar. Narzissten in Spitzenpositionen der Gesellschaft können eine riesige Spur der Verwüstung ziehen. Das Betriebsklima leidet und Menschen werden krank. Opfer von malignem Narzissmus leiden unter Burn-out, chronischem Stress, Bluthochdruck oder posttraumatischen Belastungs-Störungen. Das Leben an der Seite eines Egomanen kann faszinierend sein. Aber auch sehr enervierend und krankmachend. Dieser Situation sollte man sich reflexiv klar werden und daraus die Konsequenzen ziehen. Der Ausstieg aus solchen Abhängigkeitsverhältnissen oder die Trennung von narzisstischen Partnern gilt denn auch als der Königsweg in der Psychotherapie[53]. Auch die Anti-Aging-Medizin würde diesen Schritt als ausgesprochen alterspräventiv und gesundheitsförderlich einstufen.

Für den Umgang mit dem Hochmut empfiehlt die Anti-Aging-Medizin daher nicht das krasse Gegenteil, die Demut, in der man den Hochmut anderer ertragen soll, sondern reflektiert zuerst auf Perikles:

„Zum Glück brauchst du Freiheit, zur Freiheit aber brauchst du Mut."

....

53 Zips. 2021

Und was jetzt?

Um „sündhaft gesund" bleiben zu können, haben wir die Kategorien, die in den sieben „Todsünden" beschrieben werden, hinterfragt und analysiert. Es zeigte sich, dass es darum ging, die „goldene Mitte" zu finden, das heißt, sich des „zu viel" und des „zu wenig" bewusst zu werden. So wie es schon ein früherer bedeutender Anti-Aging-Arzt, Paracelsus, sagte: „Die Dosis macht das Gift." Die Richtschnur, die die Anti-Aging-Medizin dabei gibt: Gesund bleibt, wer genussfähig bleibt – und den Unterschied zur „Genusssucht" und übertriebener Askese („Anhedonie") erkennt. Damit nahmen wir nicht nur körperliche, sondern auch psychische und soziale Prozesse in den Fokus und definierten, so wie die WHO, Gesundheit nicht nur „als Abwesenheit von Krankheit", sondern als „Zustand des vollständigen körperlichen, geistigen und sozialen Wohlergehens".

Körperliches, geistiges und soziales Wohlergehen hängt dabei eng mit der Fähigkeit und Fertigkeit des Genießens zusammen. Soziale Umstände standen dabei zwar nicht im Fokus der Überlegungen. Als Anti-Aging-Mediziner behandeln wir Menschen und nicht Gesellschaften. Selbstverständlich aber ist das soziale Umfeld enorm wichtig für die grundlegende Konstitution der Gesundheit. Wir brauchen eine „gesunde" Natur, einen „gesunden" Umgang mit unseren Ressourcen, der prinzipiell für alle Menschen auch zugänglich sein muss. Nicht zuletzt deshalb habe ich auch immer wieder für „Doctors for Future" geworben – eine Vereinigung, die sich für die Zusammenhänge von Umwelt und Gesundheit einsetzt.

Auf der individuellen Ebene erinnere ich noch einmal an den Spruch von Friedrich Schiller, der ja nicht nur großer Dichter, sondern auch Militärarzt war. Er sagte: „Es ist der Geist, der sich den Körper formt". Übersetzt in die moderne und profane Sprache der Präventionsmedizin bedeutet das ungefähr so viel wie: „Anti-Aging beginnt im Kopf."

So wie Odysseus zwischen den Abgründen von Skylla und Charybdis hindurchsegelte, können auch wir gesund und genussfähig bis ins hohe Alter bleiben, wenn wir Extrema erkennen und immer wieder zurück in die „goldene Mitte" finden und somit ein „Anti-Aging der Seele" betreiben.

Eine wichtige Erkenntnis aus unserer Analyse: Wer sich mit der „Sünde" beschäftigt, wird sich viel bewusster mit dem eigenen Genuss beschäftigten und sich fragen, was tut einem gut und was nicht. Eine Präventionsmedizin, die auf den Genuss vergisst oder ihm zu wenig oder gar keinen Stellenwert einräumt, würde dem allumfassenden WHO-Gesundheitsbegriff nicht gerecht werden. Die Balance zu finden und zu halten, ist dabei immer ein aktiver Prozess. In diesem Sinne bleibt man jung, wenn man immer wieder die Abwechslung sucht.

In unserer Analyse wollten wir dafür keine Patentrezepte geben. Vielmehr sollte es eine Anregung sein, sehr alte Konzepte der weisen Lebensführung auch für sich selbst, für die eigene mentale Gesundheit, nutzbar zu machen und sich die Fragen zu stellen: „Was will ich?", „Will ich das?", „Ist das noch gut für mich?", „Ist es ein Zuviel oder ein Zuwenig?", „Wo liegt für mich die goldene Mitte?"

Wer sündhaft gesund sein will, braucht und hat Genuss. Und wer Genuss am und im Leben hat, hat für die Prävention schon sehr viel getan.

Genuss kann man sich dabei wie eine Abfolge von Anspannung und Entspannung vorstellen, als positiven Stress („Eustress"), der wichtig ist, um sich physisch und psychischen fit zu halten.

Ein „stressfreies" Paradies, in dem es keine polare Unterhaltung für Körper und Geist mehr geben würde, würde wie eine salzlose Suppe schmecken und selbst ein Leben außer der Balance bedeuten, was dann zu Trägheit verleiten kann. Es werden daher die verschiedenen Lebensbereiche in Balance zu halten sein: Wie es etwa um die Realisierung der eigenen Ernährungsgewohnheiten (Gefräßigkeit) steht, wie um die eigenen sexuellen Präferenzen (Wollust), die eigenen Bewegungsgewohnheiten (Trägheit), den eigenen negativen Stress in Beruf und Privatleben (Zorn), das eigene Sparen, Raffen und Verschwenden (Geiz & Gier), das eigene Konkurrenzdenken (Neid) oder die eigene Eitelkeit (Stolz).

Wenn man sich diese Bereiche immer wieder einmal näher ansieht, dann kann man analysieren, wo die eigenen „Baustellen" sind und hat damit auch im Sinne der Prävention viel gewonnen. Aus der Sicht der Anti-Aging-Medizin geht es jedenfalls darum, mit Genuss und genussvoll länger leben zu können – ohne dass man sich unvernünftig kasteit oder durch Dysbalancen in stoffungebundene Süchte und lebenseinschränkende Abhängigkeiten verfällt. Wer lange genug auf der Welt war und es noch bleiben will, für den geht es daher darum, immer wieder in der Selbstreflexion zu erkunden, wie man leben möchte und das zu tun, was für einen richtig erscheint. Dann kann man sich freuen, mit 100 noch gesund und munter zu sein.

Aly, Götz. 2011. Warum die Deutschen? Warum die Juden? Gleichheit, Neid und Rassenhass. Frankfurt am Main: S. Fischer.

Amen, Daniel G. 2021. Gesundes Gehirn, gesunde Psyche. Warum Angststörungen, Depressionen, ADHS und andere psychische Krankheiten körperliche Ursachen haben und wie man sie heilen und vermeiden kann. München: Münchner Verlagsgruppe GmbH.

Augustinus. 1997. Bekenntnisse. München: dtv.

Cancik, Hubert, und Helmuth Schneider. 2010. Der Neue Pauly. Enzyklopädie der Antike. Stuttgart: Metzler.

D'Arms, Justin. 2016. Envy. Stanford Encyclopedia of Philosophy. https://plato.stanford.edu/archives/spr2017/entries/envy/. Letzter Abruf: 2. September 2021.

Druyen, Thomas. 2007. Goldkinder – Die Welt des Vermögens. München: Muhrmann Publishers.

Ernst, Heiko. 2011. Wie uns der Teufel reitet. Von der Aktualität der 7 Todsünden. Freiburg im Breisgau: Verlag Herder.

Grün, Anselm. 2015. Gier. Auswege aus dem Streben nach immer mehr. Münsterschwarzach: Vier-Türme-Verlag.

Haller, Reinhard. 2019. Die Narzissmusfalle: Anleitung zur Menschen- und Selbstkenntnis. Elsbethen: Ecowin.

Kahneman, Daniel. 2012. Schnelles Denken, langsames Denken. München: Siedler Verlag.

Kahneman, Daniel, und Angus Deaton. 2010. High income improves evaluation of life but not emotional well-being. September. 10.1073/pnas.1011492107. Letzter Zugriff am 4. Juni 2021.

Kast, Bas. 2018. Der Ernährungskompass. Das Fazit aller wissenschaftlichen Studien zum Thema Ernährung – Mit den 12 wichtigsten Regeln der gesunden Ernährung. Gütersloh: Bertelsmann.

Kast, Verena. 1998. Vom Sinn des Ärgerns. Anreiz zu Selbstbehauptung und Selbstentfaltung Stuttgart: Kreuz.

Kurier: 2016. „Abhängigkeit vom Alkohol: So kann sie überwunden werden." Interview mit Michael Musalek (von Ernst Mauritz und Franz Gruber), Kurier.at. 19. September. https://kurier.at/wissen/abhaengigkeit-vom-alkohol-so-kann-sie-ueberwunden-werden/220.792.466. Letzter Zugriff am 5. Juni 2021.

Linden, Michael. 2017. „Weisheitstherapie." In: Verbitterung und Posttraumatische Verbitterungsstörung (Fortschritte der Psychotherapie), von Michael Linden. Göttingen: Hogrefe.

Luther, Martin. 1520. Von den guten Werken 1520. https://info1.sermon-online.com/german/MartinLuther/Von_Den_Guten_Werken_15200329.html. Letzter Zugriff am 21. März 2021.

Medina, John. 2000. The Genetic Inferno. Inside the Seven Deadly Sins. Cambridge: Cambridge University Press.

Melzer, Heike. 2020. Was ist Pornosucht?, https://dr-med-heike-melzer.de/was-ist-pornosucht/ Letzter Zugriff am 14. Juli 2021.

Moss, Michael. 2014. Das Salz-Zucker-Fett-Komplott. Wie die Nahrungsmittelkonzerne uns süchtig machen. München: Ludwig Buchverlag.

Musalek, Michael, und Martin Poltrum. 2010. Ars Medica. Zu einer neuen Ästhetik in der Medizin. Berlin: Parados.

Pollan, Michael. 2008. In Defense of Food. An Eater's Manifesto. New York: Penguin Press.

Ponticus, Evagrius. 2007. Über die acht Gedanken. Hrsg. v. Gabriel Bunge. Beuron: Beuroner Kunstverlag.

Ponticus, Evagrius. 2008. Der Praktikos. Hundert Kapitel über das geistliche Leben. Herausgeber: Gabriel Bunge. Beuron: Beuroner Kunstverlag.

Pornhub. 2019. The year 2019 in review.
https://www.pornhub.com/insights/2019-year-in-review.
Letzter Zugriff am 30. Mai 2021.

Presse, Die. 2012. Kordik, Hanna: Reichenforscher: „Geld macht
nicht zwingend glücklich". 28. Dezember 2012. https://www.
diepresse.com/1327762/reichenforscher-geld-macht-nicht-
zwingend-glucklich. Letzter Zugriff am 24. Juli 2021.

**Provencio, Ignacio, Jiang Guisen, Willem J. De Grip, William Pär
Hayes und Mark D. Rollag**. 1998. „Melanopsin: An Opsin in
Melanophores, Brain, and Eye." Proceedings of the National
Academy of Sciences of the United States of America,
Volume 95, Issue 1, 1998, pp.340-345. January. 10.1073/
pnas.95.1.340. Letzter Zugriff am 12. April 2021.

Putnoki, Hans. 2010. Große Spekulationsblasen und ihre
Folgen. Von der Tulpomanie bis zur neuen Weltwirtschaftskrise.
Weinheim. https://www.fuw.ch/article/forever-blowing-
bubbles-die-anatomie-der-spekulationsblase/.
Letzter Zugriff am 2. Februar 2021.

Roth, Gerhard. 2021. Über den Menschen.
Frankfurt am Main: Suhrkamp.

Schmid, Wilhelm. 2018. Selbstfreundschaft.
Wie das Leben leichter wird. Berlin: Insel.

Sinclair, David. 2019. Das Ende des Alterns. Die revolutionäre
Medizin von morgen. Köln: DuMont Buchverlag.

Sloterdijk, Peter. 2010. „Die Zukunft der gebenden Hand."
In: Die Zukunft des Kapitalismus, von Frank Schirrmacher und
Thomas Strobl. Frankfurt am Main: Suhrkamp.

Stahl, Stefanie. 2015. Das Kind in dir muss Heimat finden. Der
Schlüssel zur Lösung (fast) aller Probleme. München: Kailash.

Starrett, Kelly, Cordoza, Glen et al. 2016.
Sitzen ist das neue Rauchen: Das Trainingsprogramm, um
lebensstilbedingten Haltungsschäden vorzubeugen und unsere
natürliche Mobilität zurückzugewinnen. München: Riva Verlag.

Stippler, Andreas und Norbert Regitnig-Tillian. 2017.
Kluge Muskeln. Wie Muskeln Ihre Gesundheit fördern und Sie
um 20 Jahre verjüngen. Wien: Delta X Verlag.

Thirleby, Ashley. 1978. Das Tantra der Liebe. Eine Einführung
in die altindische Liebeskunst. München: Scherz Verlag.

Tibi, Daniel. 2012. „Weisheit aus der Wüste." Zugriff im Mai
2021. https://abtei-kornelimuenster.de /doc/Tibi2012
WeisheitAusDerWueste.pdf. Letzter Zugriff am 22. 8. 2021.

Trump, Donald und Tony Schwartz. 2017. The Art of the deal.
Kulmbach: Plassen.

Watzlawick, Paul. 2000. Anleitung zum Unglücklichsein.
München: Piper.

Wiegel, Michaela. 2021. „Einen Völkermord kann man nicht
ausradieren". Frankfurter Allgemeine Zeitung am 27. Mai.2021
https://www.faz.net/aktuell/politik/ausland/macron-einen-
voelkermord-kann-man-nicht-ausradieren-17361633.html?
printPagedArticle=true#pageIndex_2. Letzter Zugriff am 8.
August 2021.

Wilson, Gary. 2014. Your brain on porn.
Commonwealth Publishing.

World Health Organization (WHO). 2021. International Classification of Diseases 11th Revision. May. http://id.who.int/icd/
entity/1630268048. Letzter Zugriff am 8. August 2021.

Zander, Hans Conrad. 2001. Als die Religion noch nicht lang-
weilig war. Köln: Kiepenheuer & Witsch.

Zips, Astrid. 2021. Ich genüge! Befreiung von emotionalem und
narzisstischem Missbrauch durch (Selbst-)Hypnose.
Wien: Delta X Verlag.

Zitelmann, Rainer. 2019. Die Gesellschaft und ihre Reichen:
Vorurteile über eine beneidete Minderheit. München:
FinanzBuch Verlag.

Prof. Dr. Markus M. Metka

ist Anti-Aging-Mediziner der ersten Stunde.
Als Gynäkologe und Hormonexperte beschäftigte
er sich schon früh mit den epigenetischen Faktoren
der Altersprävention, aus denen er die „fünf Säulen
der Anti-Aging-Medizin" ableitete.

Neben einer Vielzahl an wissenschaftlichen
Publikationen ist der Präsident der österreichischen
Anti-Aging-Gesellschaft auch Autor von mehr als
zwei Dutzend Sachbüchern zu den Themen
Gesundheit und Anti-Aging.

Völlerei *(dt.)*, grykësi *(alb.)*, qliston *(aserbeid.)*, 暴食 *(chin.)*, frådse
(dän.), **gluttony** *(engl.)*, **mässäily** *(finn.)*, gloutonnerie *(franz*
Λαιμαργία *(griech.)*, ખાઉધરાપણ *(gujarati)*, पेटूपन *(hindi)*, kegelojoha
(indon.), matgrædgi *(isländ.)*, golosità *(ital.)*, ghertlhuD *(klingon*
golafreria *(katalan.)*, **gula** *(latein.)*, pākoko *(maori)*, неумéреннос
(russ.), frosseri *(schwed.)*, požrešnost *(slowen.)*, oburluk *(türk*
glythineb *(walis.)*, **Wollust** *(dt.)*, epshi *(alb.)*, şəhvət *(aserbeid.)*, 情
(chin.), vellyst *(dän.)*, **lust** *(engl.)*, himo *(finn.)*, luxure *(franz.)*, Λαγνεί
(griech.), કામવાસના *(gujarati)*, कामुकता *(hindi)*, hawa nafsu *(indon.)*, girr
(isländ.), lussuria *(ital.)*, rojQo' *(klingon.)*, luxúria *(katalan.)*, luxur
(latein.), hiahia *(maori)*, Вожделение *(russ.)*, vällust *(schwed.)*, stra
(slowen.), şehvet *(türk.)*, blys *(walis.)*, **Trägheit** *(dt.)*, përtacia *(alb.*
tənbəllik *(aserbeid.)*, 懶惰 *(chin.)*, dovenskab *(dän.)*, sloth *(engl.*
laiskuudesta *(finn.)*, paresse *(franz.)*, οκνηρία *(griech.)*, આળસ *(gujarat*
आलस्य *(hindi)*, kemalasan *(indon.)*, dugleysi *(isländ.)*, pigrizia *(ital.*
tlhaw'DIyuS *(klingon.)*, mandra *(katalan.)*, acedia *(latein.)*, **mānge**r
(maori), Лень *(russ.)*, lättja *(schwed.)*, lenoba *(slowen.)*, tembellik *(türk.*
diogi *(walis.)*, **Zorn** *(dt.)*, zemërimi *(alb.)*, qəzəb *(aserbeid.)*, 憤怒 *(chin.*
vrede *(dän.)*, sloth *(engl.)*, vihasta *(finn.)*, colère *(franz.)*, θυμό *(griech.*
ક્રોધ *(gujarati)*, क्रोध *(hindi)*, kemurkaan *(indon.)*, reiði *(isländ.)*, ira *(ital.*
QeH *(klingon.)*, ira *(katalan.)*, ira *(latein.)*, riri *(maori)*, гнев *(russ.)*, vrec
(schwed.), jeza *(slowen.)*, öfke *(türk.)*, dicter *(walis.)*, **Habgier** *(dt.*
lakmia *(alb.)*, tamahkarlıq *(aserbeid.)*, 貪婪 *(chin.)*, gerrighed *(dän.*
covetousness *(engl.)*, ahneudesta *(finn.)*, avarice *(franz.)*, απληστι
(griech.), લોભ *(gujarati)*, लालच *(hindi)*, ketamakan *(indon.)*, **græð**
(isländ.), avarizia *(ital.)*, SuD *(klingon.)*, avarícia *(katalan.)*, avarit
(latein.), apo *(maori)*, жадность *(russ.)*, girighet *(schwed.)*, pohlepo
(slowen.), açgözlülük *(türk.)*, trachwant *(walis.)*, **Neid** *(dt.)*, smi*r*
(alb.), paxıllıq *(aserbeid.)*, 羨慕 *(chin.)*, misundelse *(dän.)*, envy *(engl.*
kateudesta *(finn.)*, envie *(franz.)*, φθόνο *(griech.)*, ઈર્ષા *(gujarati)*, वद्वि
(hindi), iri hati *(indon.)*, öfund *(isländ.)*, invidia *(ital.)*, ghal *(klingon.*
enveja *(katalan.)*, invidia *(latein.)*, hae *(maori)*, зависть *(russ.)*, avur
(schwed.), zavistjo *(slowen.)*, kıskançlık *(türk.)*, eiddigeddu *(walis.*
Hochmut *(dt.)*, krenaria *(alb.)*, qürur *(aserbeid.)*, 自豪 *(chin.)*, hovmc
(dän.), **pride** *(engl.)*, ylpeydestä *(finn.)*, orgueil *(franz.)*, υπερηφάνει
(griech.), અહંકાર *(gujarati)*, अभिमान *(hindi)*, kesombongan *(indon.*
stolt *(isländ.)*, orgoglio *(ital.)*, petaQ *(klingon.)*, orgull *(katalan.*
superbia *(latein.)*, whakapehapeha *(maori)*, высокомéрие *(russ.*
stolthet *(schwed.)*, ošabnost *(slowen.)*, gurur *(türk.)*, balchder *(walis*